U0538262

5分鐘
催眠自療力

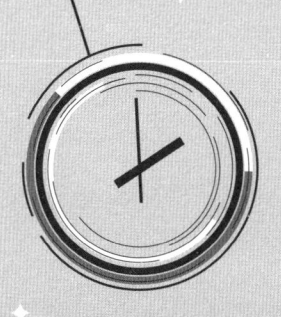

精神科醫師教你
聚焦知覺、喚醒能量，
顯化生命願望

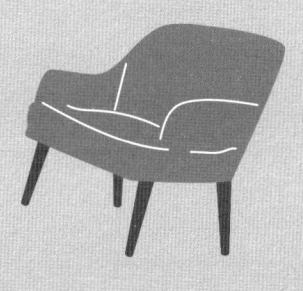

蔡東杰 著

5 分 鐘 催 眠 自 療 力　　　目 次

| 推薦序 |

兼具專業研究與新手導引的
催眠實用指南　　　　　　　傑佛瑞・薩德　　6

善用催眠，
重拾生命的喜悅　　　　　　吳就君　　　　8

隱含東方禪意的
艾瑞克森催眠　　　　　　　楊寬弘　　　　12

催眠的魅力：
開放、體驗，並創造更多可能性　蘇益賢　　　　19

| 自序 |

願這本書
為你找回內在的平靜與喜悅　　　　　　　　　　22

第一章　催眠：喚醒你心中沉睡的巨人

| 引言 |　我的催眠啟航　　　　　　　　　　28

1　催眠的定義　　　　　　　　　　31
2　催眠現象　　　　　　　　　　40
3　催眠是知覺聚焦的狀態　　　　　　　　　　48
4　催眠和靜坐、冥想、正念有什麼異同？　　　　　　　　　　52
5　催眠的迷思　　　　　　　　　　55
6　催眠為什麼有效？　　　　　　　　　　64
7　開始催眠吧！　　　　　　　　　　67

第二章　　催眠幫助身體健康

| 引言 | 與身體的自我對話　　　　　　　　　76

1　催眠控制體重　　　　　　　　　79

2　催眠改善自律神經失調　　　　　98

3　催眠改善生理疾病或症狀　　　109

4　催眠疼痛控制　　　　　　　　124

第三章　　催眠幫助人生喜悅

| 引言 | 用催眠保養心理的健康　　　　132

1　聚焦的就會放大　　　　　　　133

2　自我對話 ── Yes！　　　　　136

3　緩和負面狀態　　　　　　　　142

4　轉換負面情緒　　　　　　　　151

5	強化正向喜悅的情緒	159
6	更容易、更有效率達成目標的方法	165
7	養成每天自我催眠的習慣	175

第四章　催眠促進人際關係和諧

	引言		和諧的人際關係來自信任	182
1	建立良好的信任關係	184
2	催眠的終極心法：正向期待	188
3	行為與環境，都是催眠語言	202

| |結語| | 善用催眠造福人們 | 213 |
| |附錄| | 關於米爾頓・艾瑞克森 | 215 |

序一

兼具專業研究與新手導引的催眠實用指南

傑佛瑞・薩德 Jeffrey K, Zeig
米爾頓・艾瑞克森基金會執行長

蔡醫師是一位令人尊敬的同事與好友。他也是國際知名的催眠專家、催眠的「益友」、催眠實踐的創意提倡者,以及知名講師。

《5分鐘催眠自療力》是一本跨界的書,它既適合想要學習催眠方法的臨床工作者,也可以為那些對催眠實踐的潛在用途感到好奇的人提供基本參考。

蔡醫師的專長源自於米爾頓・艾瑞克森(Milton H. Erickson)醫師的先驅性工作,艾瑞克森是精通現代催眠治療的知名精神科醫師。學習催眠就是學習溝通的力量,促發心理、生理以及人際關係的改變。

在這本充滿智慧的書中,蔡醫師定義了催眠,揭開歷史上混淆催眠常見的迷思與偏見。他也提供了自己清楚的臨床案例研究,並且結合詳細的催眠腳本,展現他熟練的催眠專長。在這本書中,蔡醫師涵蓋了許多臨床議題,包括:肥

胖與疼痛控制,相信對飽受上述問題困擾的讀者會有很大的助益。

各行各業的讀者都會在本書找到易於應用的催眠自療法,不僅如此,透過學習這本重要的書,讀者將發現推動自我提升的基本方法。

我無條件地推薦這本書,這是一本可以促進專家和新手催眠練習的指南。

序二

善用催眠，重拾生命的喜悅

吳就君
家族治療師、國立台灣師大退休教授

　　催眠治療，曾經在我十來歲懵懵懂懂的時期，對它充滿好奇心，而且心想有機會的話我想試試看接受一次。

　　隨著年歲的增加，興趣逐漸減低。而且認為那是魔術表演用的「秀」，或是追尋前世今生，與算命相關的現代技術罷了。

　　寫到這裡，覺得自己會變成有這樣的看法，可能是我變老了，對人對事習慣批評，自我意識心強，對別人的信任心降低，不願意把自己的意識交付給他人而起的抗拒心態等等。於是我對催眠治療的意願變得近乎零。

　　其實看完這本書之後，我的看法有很大的改變。

　　好朋友蔡東杰醫師邀請我為他寫序，我覺得自己不夠資格談論催眠治療。但是不好意思說不，因為我內心對他有很多的感激和尊敬。感激的是，近十年來他推動華無式家族治療不遺餘力。尊敬的是，我特別欣賞他和夫人和三個女兒的

家庭發展和生活。我觀察到他們每一個家人各有主體性，家人的關係又有親密的整體性。我推想這對父母是成功的家庭領導者，蘊育開放、自由、有紀律的家庭不是容易的一件事。

因此，我想為自己所尊敬的朋友做事是件快樂的事，這是多麼榮幸的邀請和機會。我開始先讀為快，把懵懂的成見拋諸腦後，一口氣念完這本書。

我心中原來就有好幾個疑惑：究竟什麼是催眠治療？需要從頭認識。

為什麼1990年國際心理治療大會在加州安納罕市的迪士尼樂園召開時，大門口就張貼著有八層樓高的兩人微笑圖，是Satir and Erickson！前者是我的家族治療愛師，後者是催眠治療大師。我知道他們倆是好朋友，是七○年代世界心理治療界最有魅力的兩大人物。而且他們與人接觸和對人間苦樂的Approach（處理方式）有很多相似之處。這是我讀了東杰這本催眠治療的書才比較明白過來。

書中的精華是，東杰對於催眠現象用醫生的角度說明得很清楚。其次用艾瑞克森醫生簡短的一句話做註解：催眠的狀態就是「知覺聚焦的狀態」。

例如最近看《黑神話：悟空》電影版，或是與人有趣的對話時，人都可能忘了時間，忘了身在何方，靜態的動態的都有可能，就是心無旁鶩的狀態，這就是催眠現象。

　　我從小到現在最快樂的時光就是自己心無旁鶩的狀態。這麼說，那麼偶然，或需要時，我何不試試催眠治療呢?!享受專注放鬆的自己。

　　東杰是當今首位醫師引介催眠治療來台灣，並且搖旗吶喊努力推廣的先驅開拓者。他在書中寫到，催眠就是「專注放鬆」的狀態。這就容易聯想到現代熱門的「正念」、「冥想」、「靜坐」和催眠，它們之間的差異和相似是什麼？本書將言簡意賅地回答你。

　　催眠為什麼對人有效？東杰從醫生的立場舉出許多案例，確認並且說催眠常常出現超乎一般醫學常識可以理解的神奇療癒。

　　我相信一個人若能增加與自己接觸的能力，會與自己的身體做自我對話的能力，借重自我引導，自我暗示，是許多心理治療和疾病的療癒過程中很需要的心理建設。

　　對於控制體重、恐慌症、自律失調症狀及其他疾病的生

理狀態，可以應用催眠治療獲得幫助，書中都有一一具體舉例解說。

　　有效能的催眠治療最重要的元素，不外是與人接觸的熱誠。隨即進入催眠腳本，引導和催化，擬定策略，放進催眠內容，最後喚醒的動作等，書中都有詳細的解說。

　　初學者隨著工作案例的累積和沉澱，會找到啟動適合個別差異的催眠暗示。催眠治療師的功力逐漸增強，必然會幫助他人或自己重拾生命的喜悅。邀請你一起看看這本超乎容易閱讀的書。

序三

隱含東方禪意的艾瑞克森催眠

楊寬弘
醫師、生命自性行腳僧

能為作者蔡東杰醫師寫這本新書的推薦序文,與我這一生數不盡其他饒富意義的事比較起來,真是畢生無比榮幸。

2000年我在高雄市立凱旋醫院卸任副院職,在其告別演說後,當年該院住院總醫師蔡東杰,只是站在距離外微笑看著詢問我:老大,你突然辭職離去,往後有什麼打算?

我不假思索地回答:我會加碼斥資購買緊鄰醫院隔壁的2家店鋪,正式開啟診所執業,進而行腳島嶼的城市、海隅、山林,佈道我的「生命自性論」,邁向我醫學生涯的另一季春天。

我與蔡醫師的緣起

2006年蔡醫師也離開凱旋醫院,加入了高雄市精神科開業診所行列,那些年我們常藉中午餐敘,交換彼此開業心

得，也私下互訴彼此向健保單位申報的無奈。

有一回蔡醫師當面問我，你為什麼性情能改變成如此巨大冷靜？

我說：以前我在凱旋醫院工作，只不過就是一條站起身不停說話的河，那不過就是荒野中的一道瀑布。打從我決心離開凱旋醫院，我就跳脫了長年精神科生物醫學領域，尤其是神經電氣生理學在精神疾病的研究工作，我開始遍訪島嶼精神科醫師外，其他認知心理治療，尤其是人本治療、行為治療、存在主義取向的認知行為治療，各派路中較熟悉的名師。

更耗時兩年私下拜師，向專研語言結構的大師學習，以期除了能「煥醒」內在深層的「自性」，改變我那條已枯黃的精神醫學思考路徑外，更能以嶄新的語意、語形、語用，在臨床診療工作和個案溝通互動。

那次起身離去時，我嚴肅地向蔡醫師說：或許哪天我也會去拜訪你喲。

蔡醫師只是微笑轉身離去，丟下一句：你畢竟也是我的前輩、指導老師，我豈敢妄為。

幾年後蔡醫師在高雄市鹽埕區海港碼頭附近的「鹽旅社」，舉辦為期1年的「艾瑞克森催眠治療」課程，鑒於我在醫學生時，曾向當年國防醫學院牙醫學殷念德教授短程學習其傳統式催眠。那些催眠技巧，著實對我爾後在臨床的醫病關係，尤其是人際溝通的運用有莫大幫助。

　　常人道，學問有先後，術業有專攻，我毅然報名參加此催眠課程，並全年全程無缺席參加，課程期間遇見幾位印象已模糊的心理師，他們好奇問我：楊醫師，你不就是當年在凱旋醫院時，那位蔡醫師的前輩和老師嗎？

　　我笑著說：江湖既沒有過去，也沒有將來，江湖就只有現在，就只有此時此地，如今那位台上的蔡醫師，他正就是傳授我催眠的老師，我正就是他的學生。

先療癒自己，才能療癒別人

　　大多數會興起念頭，想賞閱有關催眠書籍者，率皆是或多或少曾涉獵冥想、靜坐、正念範疇的人，都瞭解催眠是藉由暗示和語言以改變狀態的工具。人對暗示要能有所覺察，

這些明喻、隱喻的暗示無所謂對錯，就只是當下的想法和概念，確實有造成慣常思考行為模式改變的功能。

人在生命旅程中，都要能接納自己深層內在的本質，有人名之其為「自性」，有人就直呼其為「靈魂」。這就是從事精神心理工作者泛稱的「身」、「心」、「靈」三位一體，當臨床心理行為學逐漸發達後，也就將「身」與「心」融合為「身心綜合體」，進而與內在的「自性」，也就是與「靈魂」共軛而相生相伴。

這些「自性」包括了喜怒哀樂、恐懼、貪婪、虛偽、慈悲和善良，人要能走出自己情緒的牢籠，才能找出自己內在深層那些不健康的恐懼、虛偽和貪婪。

寬恕是把對自己和對別人的否定釋放出來，自我療癒和寬恕不可分割，人要懂得以改變自己的過去，先寬恕起自己以緩解內疚和罪惡感，進而才能同理去寬恕別人。

原諒自己和他人，不是為了免除自己和他人的行為責任，也不是否認自己和他人的過錯，是承認自己和別人都有人性的弱點，只要是人都得坦然面對。

寬恕區隔了人類與禽獸的行為，寬恕是人類善良的本

質,更是各宗教修持者所追求以慈悲為懷的基石,這就是世俗所謂無條件的愛。

隱含東方禪意的艾瑞克森催眠

艾瑞克森式催眠,截然與傳統式那種僅以暗示、語速、語音、語意的催眠不同,艾瑞克森催眠隱含了東方禪意,更以引喻喚醒你自己日常無以覺察的潛能,讓你在某些必要時刻,都能發揮「生命自性」的最大能量,這才是人類身體與心靈統合後的整體大爆發。

坦白說「冥想」、「靜坐」、「正念」全是藉由「創意想像視覺化」技巧,以持續專注力去覺察自己的內在,先將自己的內在鬆弛,才以不評斷的態度去警覺周遭的變化,這些可全由自己的意識層去反覆演練執行,進而打鑄造出這個人嶄新的思考行為模式。

艾瑞克森催眠卻是得藉由另外一位專業者的協助,去攪動你那些潛意識層中的盲點,以達到你所預想期待的生命目標。

這種說法並不違背「自我催眠」，熟悉「自我催眠」技巧的人都能領會，就在那催眠的當下，你只是以外在的那個我，正和你內在的那個我兩相對話。若真實能達到你所期望的改變，也達成了你生命的階段性目標，你是該感恩起自己，爾後才能養成日後對自己與他人，都能有「施」與「受」的喜悅和感恩。

　　每當你遇逢壓力產生挫折、不快樂、憂煩、痛苦，那並不是你純然沉溺在過往的榮光，也不是你對未來存有太多的期待，卻是現在的你，對自己和他人付不出足夠的愛。

　　「艾瑞克森催眠」體驗能喚醒你的自性，你才能理解存在不僅只是重於本質，那生命自性的本質，原就是具有強大的改變力與可塑性，你能自己去肯定這種生命自性不停止創造的本質，你的存在也才具有其意義和價值。

　　我攜帶蔡醫師這本新書初稿，驅車返回熟悉的熱帶半島，窩居在我熟悉的旅店，閒步在埔頂盤古拉草原邊際山崖，靜心眺望著巴士海峽和台灣海峽交會點。

　　停留埔頂草原連續三天，夜裡將這本新書初稿前前後後反覆展讀。這本不純說催眠學理，只詳細撰述作者催眠實境

體驗與感受的新書，宛如是蒼蒼歲月下品嚐美酒，確實給了我這位生命行腳僧莫大的再反省。

我只能說：白首放歌須縱酒，來世春滿喜還鄉，雲淡風輕，飄飄何所似，野鶴閒步，天地一沙鷗，埔頂星雲心野濶，月湧豪情放海流。

我以從事臨床精神心理工作專業者40年的身份，謹慎鄭重推薦蔡醫師這本催眠新書，也預祝作者與賞閱者都能平安、喜樂。

序四

催眠的魅力：
開放、體驗，並創造更多可能性

蘇益賢
臨床心理師，「心理師想跟你說」共同創辦人

　　催眠二字之於我，一直是既熟悉又陌生的存在。第一次接觸這個概念是在大學二年級「諮商理論與技術」的課堂上，當時老師邀請了一位催眠領域的專家前來分享。做為學生，當時也沒什麼實務經驗，課後反而對催眠的印象變得更懵懂了。

　　十多年後再次聽到催眠，是在轉換工作跑道後，因緣際會下認識了一群同行，他們不遺餘力地推廣著將催眠應用於心理治療中。也正是這樣的機緣，我耳聞了在這個領域中扮演著重要角色的蔡東杰醫師。

從催眠初心者的角度閱讀

　　一邊拜讀著蔡醫師的新作、整理著後續撰文題材的同時，我一邊感到汗顏。畢竟，在眾多心理治療的學派或工具

中,催眠其實並非我的專長。但我轉念一想,有別於本書的其他推薦者都是催眠相關領域的專家,我或許能用另外一種背景的讀者身份,來為大家試讀本書:一位催眠領域的初心者。

如果你和我一樣,對催眠感興趣,想進一步認識,但卻不知從何開始;如果你是一位助人工作者,想認識催眠並初步嘗試將它應用於助人歷程中,本書會是非常合適的第一本書。

就像心理治療理論百百種一樣,其實「催眠」也是個背負著眾多分支歧義的廣義詞。閱讀過程,透過蔡醫師清晰、親切的解說之下,我過往對催眠一些不確定的認知、迷思或誤解,都被清楚地解說了。

透過閱讀的微催眠,探尋生命的可能性

我特別有共鳴的地方有幾點:(一)其實催眠的取徑可以是比較科學、與醫療精神相容的。(二)催眠現象可以很「日常」,像是專注投入電影、閱讀,又或者是各種心流經

驗，其實都可視為催眠現象的展現。（三）催眠與許多現有療癒工具之間有所呼應，更能彼此搭配、讓效果深化，好比正念冥想、身體放鬆、隱喻的使用等。

書裡曾寫到：「催眠是一種知覺聚焦的狀態。」在流暢地讀完本書之後我才發現，閱讀本書的整個過程，就好像是一次由蔡醫師慢慢引領讀者進入的微催眠。一頁接著一頁、引導錄音中的一句接著一句⋯⋯過往我對催眠的誤解獲得了澄清，也開始慢慢相信：催眠可以是一項深具潛力的工具，端視我們是否掌握了使用這項工具的方法，以及所抱持之心態。

最後，我想引用書裡的另一句話：「開放地瞭解自己身體和心理的可能性」。「可能性」這三個字深深地打到了我。而我相信，你也會在書裡找到其他打到你的概念或方法。不管你是對身心健康有所關注的民眾，還是希望能增加手上治療工具的助人者，相信都能在這本書裡找到一些洞察，以及更多能帶來轉變的曙光。

祝福讀者能在本書的知識概念，以及自我催眠體驗的交織引路下，帶著開放的心、帶著探詢可能性的腦，用實際的體驗來感受催眠的魅力！

自序

願這本書為你找回內在的平靜與喜悅

這本書在我潛意識裡醞釀了20年。

成為精神科醫師之前，我就無法滿足於只是看診開藥，而想要透過心理治療協助病患。住院醫師訓練階段我就投入各種心理治療模式的學習，心理劇、團體治療、家族治療、還有那麼一點點薩提爾模式。剛完成精神科專科醫師訓練成為主治醫師時，接觸到催眠這個非正統精神科醫師訓練的治療模式。很驚訝地發現，催眠可以如此快速轉換一個人的狀態，引起我的興趣。

實際的臨床運用，病患常常可以獲得明顯的進步，大幅提升我心理治療的信心，看到催眠在心理治療強大的潛力。當我將學習到的催眠技巧運用在個人生活上，輕鬆將體重減少超過10公斤，精神飽滿心情愉快地面對每天的挑戰。

投入二十年,推廣艾瑞克森催眠

在我學習催眠之後,很快就發現,想要再深入研究催眠,並且應用在臨床工作上,會遇到兩個困難:第一個是在精神科找不到能夠教催眠的老師,當我做催眠治療遇到困難時沒有人可以請教;第二個就是一起學習催眠的同學很少具備心理治療助人的專業背景,他們對於催眠的興趣並不是運用在心理治療。

很幸運地,當時服務的凱旋醫院提供我公假與公費,前往亞利桑那州鳳凰城艾瑞克森基金會參加了密集訓練,認識到了艾瑞克森醫師,以及他所發展出來的催眠與心理治療模式,也認識了許多優秀的老師,讓我找到深入學習催眠治療的路。2004年,艾瑞克森基金會的執行長薩德博士第一次來到台灣,舉辦催眠治療工作坊,這是台灣有史以來第一次專業的催眠治療訓練課程。很榮幸地,我獲得主辦單位華人心理治療研究發展基金會的邀請,擔任課程翻譯的一員,有機會近身接觸薩德博士。2005年,薩德博士再次來台教學,原本的3天工作坊之外,我另外邀請他為台灣的同學們舉辦亞

洲第一次4天的大師督導班（Master Class），加上課程前一天我的個人督導，我們前後相處了9天的時間。薩德博士離台前一個晚上特別要求只有我與他晚餐，他說：「算一算我們也朝夕相處了9天，在美國兩個人朝夕相處9天就應該要結婚了。」當下只覺得他說了一個冷笑話，但幾年後我才體會出，這是他對我們關係的艾瑞克森隱喻式描述。這次來台行程，薩德博士建議我使用他的名字做為我的英文名字，這是很大的榮幸，也讓我承接了在台灣推廣艾瑞克森催眠的任務。

相較於一般談話性心理治療，催眠能夠促進治療的過程，是很棒的短期治療模式。病患能夠儘早復原，對於病患與治療師都是好事。學習艾瑞克森催眠，我認識到治療的時間可以非常的短又有效，甚至單次治療就可以到達持續的療效，治療不再是漫長無止盡的過程。運用催眠，我常常看到病患好轉的笑容與感動的淚水，然而我一個人能夠幫助的病患人數有限，為了讓更多人得到催眠的幫助，我認為將艾瑞克森催眠治療介紹給更多治療師認識，是我最重要的工作。於是過去二十年的時間，我把所有心力投注在推廣艾瑞克森催眠治療。

為了集結更多對催眠治療有興趣的夥伴，於2007年成立了華人艾瑞克森催眠治療學會，這是台灣第一個專業催眠治療學會。經過十多年的努力，學會目前有許多優秀的催眠治療師，不僅能夠提供民眾優質的催眠治療，也有不少優秀的講師，提供催眠治療專業訓練課程。

在痛苦的生命本質中，活出喜悅

　　這二十多年來，我心裡一直知道，催眠的推廣對一般民眾很重要也會有很大的助益，然而因為我的時間與精力有限，只能先把注意力放在治療師的訓練。在我覺得時機成熟、思考如何將心力投入對一般民眾的推廣時，獲得《康健》雜誌丁希如小姐邀請編寫一本適合大眾的催眠書。

　　這麼好的機會當然要把握！

　　這本書的企圖是希望讀者能以科學的角度認識催眠，並且學習簡單易懂的自我催眠，增進身心健康，獲得和諧的人際關係。這個企圖乍看之下或許有些狂妄，但透過催眠，我們可以將精神活力聚焦在想要的，而確實達成目標。催眠並

不是被動地受到控制,而是一種改變狀態的過程,如果我們不喜歡目前的狀態,就可以藉由催眠聚焦成為我們喜歡的樣子。聽起來很難以置信,但如果你掌握了催眠的精髓,就真的可以輕鬆打造理想的人生。

催眠是一種經驗,而非單純的知識性學習,為了幫助你能夠真正體驗催眠,會依照書本內容提供催眠引導錄音。希望你能夠充分利用這些錄音,認識你專屬的催眠體驗。

生命充滿無數挑戰,尤其在混亂資訊充斥著現代生活之際,每天都不斷接觸到提醒我們匱乏的訊息:「你要買這個」、「你要學這個」、「你要鍛鍊這個」否則就會跟不上時代,會被淘汰。這些都為我們帶來焦慮與不安,無法專心投入生活,進而享受人生。學習催眠讓我發現,用輕鬆自在的態度面對生命的未知與苦難是可能的。艾瑞克森醫師說:「生命的本質就是為我們帶來痛苦,而我們的任務就是在痛苦中活出喜悅。」

願這本書為你找回內在的平靜與喜悅。

第一章 催眠：喚醒你心中沉睡的巨人

引言 —— 我的催眠啟航

在我念大學的時代,有一本非常暢銷的書《前世今生》(Many Lives, Many Masters),作者是美國的精神科醫師魏斯(Brian L. Weiss),書中有許多精彩的前世故事,是他為病患做催眠,在回溯生命議題的源頭時,患者出現的前世記憶。作者認為這些催眠回溯出現的前世故事,是輪迴轉世的證據,在台灣掀起了對催眠的好奇。當時醫學系的同學有人在閱讀後,深信輪迴轉世是千真萬確的事情,因為有充足的證據。但是在佛教家庭長大並且對於神祕事物好奇的我,對於這樣的推論存保留的態度,因為科學訓練告訴我,這些證據是不足的。

《前世今生》風行的那一陣子,電視台開始播放催眠舞台秀的節目。外國的催眠師透過翻譯,在舞台上催眠一群藝人與民眾,下指令讓他們做出很多有趣的表演,娛樂效果十足,締造了很棒的收視率,風潮延續了很長時間。在舞台上,催眠師下的指令再怎麼荒謬,那些被催眠的人也都只能照做,而且能夠做出平時做不到的事情,的確是非常令人印象深刻,當然也會讓人懷疑催眠的真實性,是否經過套招?

大學畢業時,有線電視興起,出現比較多元的電視節目,其中有一個很有趣的節目:「觀落陰」。在一個不怎麼

樣的普通房間裡,排排坐了大約十個人,每個人雙眼都被金紙以及紅色的布條矇起來,周遭有人敲著木魚,口中有節奏地唸唸有詞。過了不久,有人身體晃動起來,旁邊的人就過去詢問他看到什麼,不少人回應他們看到了地府的景象,並且在裡面尋找逝去的親人,還真的有人遇見了親人,並且有了深情感人的對話與互動。雖然當時我對催眠沒有太多的了解,但看完節目的直覺是,「這就是催眠」!

催眠這件事就這樣在我的生命中隱隱約約出現,但一直沒有成為真正的焦點。直到2001年認真報名了催眠師認證課程,催眠才開始為我帶來重大的影響。

2001年,我剛完成精神科專科醫師訓練,並且升任主治醫師,開始找尋個人生涯的定位。恰巧看到高雄張老師的一個催眠課程報名簡章,費用新台幣五萬元,的確不是一筆小數目,但還算是負擔得起,就報了名,說實在的,當時並沒有太多的想法甚至期待。因為課程橫跨了好幾個包括星期五的週末,所以我事先請好假,讓自己能夠安心地學習。

課程開始前我收到說明,參加課程前三天,不得飲含咖啡因和酒精的飲品,以免影響催眠效果。對於當時每天需要喝三杯即溶咖啡提神的我,的確不是件容易的事,但是既然花了這麼多錢,我就要求自己照著規定,暫時遠離這些對精神有影響的飲品。就在我一直迷迷糊糊、工作時要特別小心不要犯錯的狀態下,勉強度過了這三天。

上課的日子終於到來，對於這個新的學習我充滿了好奇，但並不知道這將為我專業以及個人生命帶來決定性的影響。

　　進入高雄張老師的地板教室，一位白人中年婦女坐在椅子上，旁邊坐著一位擔任翻譯的年輕帥哥，大約二十位同學各自找位置坐在椅墊上。在台上的中年婦女叫做夏琳・艾克曼（Charlene Ackerman），來自美國。她說自己曾經接受催眠的幫忙，解決了一些重要的生命議題，於是開始學習催眠，並且成為推廣催眠的講師。就我所知，她是當時台灣唯一的催眠講師，台灣人想學催眠只能找她，因此她對於台灣催眠的發展具有不可忽略的重要性。

1 ── 催眠的定義

在深入認識催眠之前，或許對「催眠」這兩個字做一些簡單的澄清是有必要的。首先，「催眠」字面上的意思是催促著睡覺，這是不是中文翻譯錯了呢？實際上催眠的英文是 Hypnosis，而這個字的字根來自於希臘神話睡神（Hypnos），他的雙胞胎兄弟是死神。相對於死神，睡神令人獲得休息，有助於緩解人生的壓力與痛苦。蘇格蘭的外科醫師詹姆士‧布萊德（James Braid）是第一位使用英文稱催眠（hypnosis）、催眠術（hypnotism），以及催眠師（hypnotist）的人。他也清楚闡明催眠與希臘字根「hypnos」的睡眠無關，而是當一個人將注意力放在單一事物上會產生的；他更同意「單一信念」（mono-ideism）是描述催眠比較好的方式。但或許「hypnosis」帶來的神祕感讓它成為英文的通用名稱，所以我們的中文翻譯是正確的。

如果催眠不是睡覺，那麼究竟是什麼？

催眠最簡單的定義就是暗示（Suggestion），**當催眠對象接受催眠師發出的暗示，並且照著做，這就是催眠**。或許這是過度簡化的定義，但是對於初學者而言應該是最容易理解的

說法。下面就用一個最常見的催眠引導做例子:

> 這一段錄音是為了幫助你體驗催眠
> 找到身心歸零放空的狀態
> 就讓自己好好地享受你的催眠初體驗
>
> 首先請為自己找一個安靜,不被打擾的時間與空間
> 還有一個可以支撐全身重量的椅子或是床墊
> 讓自己舒服地坐下或是躺下
> 調整好身體的姿勢,準備進入催眠
>
> 在你進入催眠之前,我要提醒你的是
> 你不需要刻意地勉強自己做任何的事
> 只是讓會發生的事情,自然地發生
> 更重要的是,保持好奇的態度以及好玩的心情
> 讓你的意識跟潛意識有一個全新的合作體驗
>
> 首先,請你慢慢地閉上眼睛
> 在你閉上眼睛之後,做一個深呼吸
> 很好,就是這樣
> 然後吐氣讓自己放鬆下來
> 隨著每一次的呼吸,你可以讓自己感覺愈來愈放鬆

你可以放鬆額頭的肌肉

你可以放鬆眼睛周遭的肌肉

你可以放鬆耳朵周圍的肌肉

你可以讓臉部的肌肉慢慢地放鬆下來

你可以放鬆太陽穴的肌肉

你可以放鬆嘴脣嘴角下巴的肌肉

你可以放鬆下顎的肌肉

你可以讓整個臉都放鬆下來

你可以再一次為自己做一個深呼吸

感覺到新鮮的空氣進入你的身體

為身體灌注溫暖的能量

你可以讓這種放鬆的感覺延伸到你的耳朵、頭皮，以及後腦勺

放掉頭部承載的負擔

整個頭放鬆下來

你可以讓頭腦好好地休息

真正地放空

接著你可以放鬆脖子肩膀的肌肉，把在肩膀上的重量都

放下

　　你可以繼續放鬆手臂、手肘、手腕、手掌、以及每一根手指頭
　　讓雙手完全放鬆下來

　　接著你可以放鬆胸口的肌肉
　　再一次為自己做一個深呼吸
　　隨著每一次的呼吸都可以幫助自己更加地放鬆
　　你可以繼續放鬆腹部的肌肉
　　感覺腹部裡腸胃放鬆下來的細微變化

　　你也可以讓背部的肌肉慢慢地放鬆下來
　　很仔細地感受放鬆的感覺延伸到你的腰
　　你正感受到前所未有的放鬆
　　當你再一次做一個深呼吸
　　你可以讓能量灌注到你的丹田
　　也就是你下腹部的位置
　　吐氣時，讓能量釋放到身體的每一個部位
　　繼續感受身體隨著呼吸自然地起伏

　　繼續放鬆你的大腿、膝蓋、小腿、腳踝、腳掌，以及每

一根腳趾頭
　　你可以感受到你的雙腿、雙腳漸漸地放鬆下來
　　讓你的雙腿、雙腳真正地休息
　　很舒服很美好

　　讓你全身上上下下、裡裡外外的肌肉都完全地放鬆下來
　　為自己做幾個舒服的深呼吸
　　而當你很仔細地感覺
　　或許你會很驚訝地發現
　　你可以帶領自己到這麼舒服放鬆的體驗

　　當你全身都放鬆下來，你也準備好讓自己進入你想要的催眠
　　可以開始在心中探索，找到屬於自己平靜的內在空間
　　在這個專屬於你的空間裡，你不需要刻意做什麼，也不需要刻意想什麼
　　只是舒服地跟自己在一起

　　在這個屬於自己的空間，你可以做任何想做的事，也可以思考任何你想要的
　　也許你真正想做的是，只是讓自己放空歸零

將原本生活的擔子暫時放下
享受前所未有的寧靜
讓身心靈得到最充分的休息
找回內在的平靜與喜悅

或許你想要問：什麼是催眠？這是催眠嗎？我進入催眠了嗎？
每個人進入催眠都有專屬的體驗
或許是身體變輕了
或許是身體的某個部位感覺不見了
或許是心情變得輕鬆了
或許就只是靜靜地待在這裡
享受片刻的寧靜

當你繼續享受這前所未有的平靜舒適
讓原先的壓力煩惱釋放掉
找回你內心原本就有的平靜與力量

你可以帶著內在的平靜與力量慢慢地清醒過來
隨著每一次的呼吸，感覺到力量逐漸回到自己的身上
你會發現當你完全清醒過來的時候，就好像睡了一個舒服飽滿的覺

頭腦變得清晰，變得敏銳

充滿活力，充滿力量，完全清醒過來

而這一次經歷的美好催眠體驗

你會發現往後每一次你都可以更快、更容易、更深刻地感受催眠美好的經驗

再作幾個舒服的深呼吸，等你準備好就可以睜開眼睛，完全地清醒過來

充滿活力、充滿力量地清醒過來 "

我喜歡在上課的時候帶領同學們體驗這樣的催眠引導，通常在很短的時間，同學們可以感覺到身體的放鬆，心情的平靜，同時在催眠結束的時候感覺到精神變得非常得好。

很多催眠師喜歡把這樣的催眠反應當作自己催眠功力的展現，但是，如果仔細地想一想這個過程，可以發現催眠師是說了一些催眠引導的暗示，但實際上願意坐在椅子上，調整身體的姿勢，並且放鬆下來的，是被催眠的對象，能夠體驗到身心放鬆的，也是被催眠的對象。因此**催眠的力量來自於被催眠的對象，而不是催眠師，催眠師的功用只是一個邀請，當被催眠的對象接受了這個邀請，並且做到了，那就符合催眠的定義。**

學習催眠還有一個很重要的要素，那就是體驗。成為

一個催眠師，一方面要幫別人進行催眠，同時在上課的時候也會成為同學的催眠對象，因此這個體驗是雙向的：進行催眠，以及體驗催眠。讀者在閱讀這本書的時候，不一定要成為一個催眠師，但是如果你想要運用催眠幫助自己，那麼體驗催眠就是必須的，否則催眠不過是認知上的知識，無法為你的生命帶來更深刻的影響。

如果你不怕麻煩，建議你為自己錄製一段催眠錄音，就可以播放給自己聽，體驗催眠。如果你想這麼做，請先仔細地閱讀上面這段催眠引導，如果有一些句子唸起來不是那麼順暢，請把它改成你習慣的說話方式，因為用自己習慣的說話方式會更有說服力。接著就可以找一個安靜的地方，不受干擾的時間，拿著自己的手機或是任何錄音裝置，開始跟著這一段催眠引導腳本錄音。錄音有一個很重要的訣竅，就是先讓自己放鬆下來，放慢自己說話的速度，用輕鬆舒服的方式，把上面的催眠引導腳本唸完。

然後，找一個舒服的地方坐下來，或是躺下來，跟著自己的錄音體驗催眠。如果你可以跟著自己的錄音進入一個理想的催眠狀態，這就要恭喜你，你為自己做了第一次的自我催眠。當然也有可能你並不滿意第一版的錄音，或許速度太快或太慢，或許聲音過於僵硬，這個時候你可以根據個人需要，做一些調整，重新錄製，相信第二版一定會有進步。

如果你覺得自己錄製催眠錄音太麻煩，也沒有關係，我

已經為你錄製好上面催眠引導的錄音，你可以掃描QRCode聆聽錄音檔，找個安靜沒有人打擾的時間與空間體驗你的催眠。

2 —— 催眠現象

催眠最神奇的就是會產生很多催眠現象,而這些催眠現象對於沒有體驗過的人來說,可能是非常難以想像的,甚至會懷疑到底是不是真的?而第一次接觸催眠的人,最常見的疑問就是:「我有沒有被催眠?」坦白說這的確不是容易回答的問題,因為每個人能夠體驗的催眠現象都不盡相同,每個人對於催眠的期待也都不一樣。

雖然催眠體驗有這麼大的差異性,但有一些催眠狀態下的身心特徵是常見的:

1. **輕鬆感**:這是最常見的反應,相信也是每一位初次體驗催眠的人最期待的。而大部分的催眠引導會提供非常多放鬆的暗示,因此大多數的人都會感受到身心放鬆的感覺。
2. **想法變少**:在體驗催眠之前,很可能腦海裡面有各式各樣的想法或是擔心,但隨著催眠的進行,會突然發現頭腦裡面原本非常吵雜的聲音安靜下來了。
3. **漂浮、變輕的感覺**:接收到大量身體放鬆或是身體重量釋放掉的暗示,很自然會有身體重量減輕,而有飄

浮、輕盈的感覺。

4. **身體某部分消失了的分離感**：有時候是催眠引導刻意暗示身體的分離感，但也常常在更深沉放鬆的狀態下，自然出現了部分身體跟自己分開的感覺。

5. **身體變重**：也有某些人身體的重量不是變輕，反而是變重了。放鬆後身體的重量可以舒服地被椅子支撐著，更能夠感受到身體的重量，這樣不同的反應只能說是個別的差異。

6. **時間扭曲感**：大部分體驗到舒服放鬆的人，主觀感受到的時間會比實際來得短，常常有「時間一下子就過去了」的回應。當然，也有一些人會覺得時間過得很慢，感受上比實際的時間長了許多。

7. **健忘、失憶**：體驗到非常舒服的催眠時，理性頭腦的運作變緩了，注意力會聚焦在身心舒服的體驗，逐漸不在意催眠師的引導，自然就不會記得催眠師說了些什麼，或是在催眠的某些特殊時刻發生的事。

8. **記憶力增加**：相對於上個反應，某些催眠引導會暗示回憶起過去的某些經驗，通常是美好的經驗，所以原先比較模糊的記憶會變得比較鮮明。

9. **視覺想像力提升**：不少的催眠暗示，除了身體的放鬆，也會強調視覺上「看到」某些景象。這樣就容易出現清楚的視覺想像，甚至有些人可以清楚地看到某

些畫面。

10. **聲音忽遠忽近**：當進入比較深沉的催眠狀態，常常無法聽清楚催眠師說的話，聲音忽大忽小、忽遠忽近，而說話的內容也變得不是那麼重要。

以上是進入催眠狀態，常見的身心特徵，如果體驗愈多，就愈容易相信自己已經進入催眠。然而每個人對於催眠的期待不太一樣，所以即使體驗到相同的催眠反應，有人可能認為自己已經進入催眠，也有可能認為自己還沒有進入催眠。我的建議是暫且放下是否體驗到催眠的猜測，轉而注意接受催眠過程體驗到的狀態改變，是不是自己喜歡的，以及如何運用這個狀態提升個人的身心健康。

如果催眠只限於上面提到的舒服放鬆的體驗，大概就不會令人有任何的遐想。在被催眠對象進入催眠後，催眠師會繼續給予新的催眠暗示，引發一些催眠現象，進一步說服催眠對象已經被催眠了。一般來說，都會循序漸進地從比較容易出現的催眠現象開始，再引發更多比較不容易出現的催眠反應。以下是常見的催眠現象：

1　小型肌肉失去控制

催眠師會對催眠對象說：「當你體驗到這麼舒服放鬆，你的眼皮變得非常沉重，如此的沉重就好像被膠水黏住，緊緊地黏住無法睜開，這麼緊緊地黏住無法睜開。現在，你可

以試著睜開眼睛,非常用力,但你會發現完全無法睜開,無法睜開。」催眠對象經過了努力,仍然無法睜開眼睛,這時候催眠師就會說:「很好,你可以放鬆下來,讓自己完全放鬆下來,因為你已經進入更深沉的催眠當中。」

2　中型肌肉失去控制

當催眠對象真的無法睜開眼睛,就表示接受了比較容易完成的催眠暗示,接下來就再給催眠對象新的挑戰。「請你舉起你的右手放在肩膀的高度,伸直你的手,想像有一塊木板綁在你的手臂以及手肘,把你的手臂綁得這麼緊,以至於你無法彎曲你的手臂。現在,試著彎曲你的手臂,但你發現沒有辦法彎曲你的手臂,無法彎曲。」催眠對象真的無法將手臂彎曲,催眠師說:「很好,你已經證明自己無法彎曲你的手臂,表示你進入更深的催眠,就讓自己好好地放鬆,讓手臂整個放鬆,輕輕地放在你的大腿上,進入更深沉的催眠當中。」

3　大型肌肉失去控制

隨著催眠對象出現更多的催眠現象,催眠師可以繼續給大型肌肉失去控制的暗示:「當你如此舒服放鬆,你會發現自己無法站起來,你的大腿與背部的肌肉如此鬆軟無力,以至於無法站起來。現在,試著讓自己站起來,但你發現完全

無法站起來。」如果催眠對象真的無法站立起來,催眠師就說:「很好,你可以真正體驗到如此舒服放鬆的催眠狀態,不需要費力地站起來,就在椅子上舒服地休息著,並且進入更深沉的催眠狀態。」

　　大型肌肉失去控制可以有另外一種相反的形式:催眠師讓病人躺在地上,暗示病人全身的肌肉都變得僵硬,整個人好像一塊石頭。當病人全身變得緊繃,就請別人把病人抬起來,將頭和腳分別放在兩張椅子上,身體懸空,再請人坐在或站在病人身上,稱為「鐵板橋」。病人本身和旁觀者經驗到這個過程,當然都更相信病人已經被催眠了。不過「鐵板橋」這個過程很有風險,如果病人在中途突然離開催眠狀態,很容易受傷,所以不要輕易嘗試。

4　幻覺（hallucinations）

　　幻覺可以出現在視覺、聽覺、嗅覺、味覺或是身體感覺等任何感官系統。幻覺的產生,可以是正性的或是負性的。所謂正性幻覺指的是暗示病人感受到非實際存在的事物。例如催眠師說:「我剛才放了一個盆栽在地板上,請你睜開眼睛,告訴我盆栽裡是什麼花?」如果病人真的看到了,那就是正性的視幻覺（positive visual hallucination）。而負性幻覺則是暗示病人無法感受實際存在的事物。例如上課的時候,催眠師說:「在你進入這麼深沉的催眠當中,同學們都離開教室

了。」當催眠對象睜開眼睛，真的沒有看見其他的同學，這就出現了負性幻覺。正性和負性幻覺的出現，都可以深化病人的催眠經驗，而通常負性幻覺比較不容易出現。

5　麻醉（anesthesia）與止痛（analgesia）

麻醉指的是感覺阻斷或是暫時消失，止痛則是減輕或是緩解疼痛的感覺。在麻醉藥物尚未發明的年代，很多外科手術和牙科治療都使用了催眠的方式進行麻醉。某些催眠師在被催眠的案主進入催眠狀態下，會用指甲捏個案的皮膚，在皮膚上造成明顯的捏痕，而案主並不覺得痛。

6　解離（dissociation）

可以是身體或心理上的解離。艾瑞克森醫師發明的手臂漂浮（arm levitation）是典型的解離現象，病人的手臂以不受意識控制的方式移動，病人知道那是自己的手臂，但感覺好像手臂有自己的意識。催眠的過程中，病人常會「突然想起過去的一件事」或「突然覺得自己到了某個地方」。

7　意動行為（ideomotor behavior）與意感行為（ideo-sensory behavior）

意動行為是想法引發一個實際的動作，例如心裡想著「是的」，而不經意地點頭。意感行為則是想法引發一個感

覺，例如想著太陽照射在身上，而感覺到溫暖。催眠的時候，催眠師可以建立意動行為做為和病人溝通的方式，催眠師暗示病人回答問題時，用動食指、中指和拇指的方式來表示「是的」、「不是」和「不確定」的答案。

8　自動化行為（automatic behavior）

包括自動化書寫（automatic writing）和自動化繪圖（automatic drawing）。自動化行為中，拿筆的手以解離的方式自己寫字和畫圖。催眠師要求病人在催眠狀態下，藉由自動化的行為表達潛意識中遺忘的記憶或是想法。

9　時間扭曲（time distortion）

時間可以是延長或是縮短的。催眠師可以暗示病人，整個催眠的時間過程只經歷了十分鐘，但實際則超過了半個小時。

10　失憶（amnesia）與記憶強化（hypermnesia）

催眠師可以暗示病人忘記整個催眠過程，或是其中一小段所發生的事，而引發失憶的催眠現象。病人也可能鮮明地回憶起他已經遺忘的記憶。

11 年齡回溯或退化（age regression）與年齡進展（age progression）

年齡回溯時，病人全神貫注在過去的回憶中，以致好像重新經歷該次的回憶。而年齡前進則是病人完全地融入未來的經驗，好像事情正在發生一樣。

12 催眠後暗示（posthypnotic suggestion）

催眠師暗示病人在催眠結束之後，會對催眠師的特定訊號作出特定的反應。例如在催眠狀態下，催眠師暗示當催眠師拍了病人的肩膀時，病人會再次進入催眠狀態；或是聽到催眠師拍手的聲音，病人會開始跳舞。

催眠可以產生這麼多的現象，在我們體驗催眠的時候，需要思考的是在日常生活中如何運用這些現象。催眠舞台秀的催眠師，可以運用這些催眠現象，做出非常精彩的表演。身為精神科醫師的我，學習催眠的目的是要為個案做催眠治療，解決他們目前遇到的問題，並且進一步幫助他們達成想要的目標。而正在閱讀這本書的你，很大的可能你並不會催眠別人，但是你可以運用催眠改變自己的狀態，讓自己的生命變得更美好。

3—— 催眠是知覺聚焦的狀態

　　場景回到我上課時，接受老師的第一次集體催眠。同學們一起躺在地板教室，聽老師唸著漸進式肌肉放鬆的催眠引導，這是我平常帶領病患做放鬆練習的腳本。一方面我感受到超乎平常的放鬆經驗，另外一方面理性的頭腦有一些質疑，這跟平常的放鬆練習到底有什麼不一樣？老師在催眠最後喚醒的階段，給了一個催眠暗示：「當你清醒過來，你感覺就好像睡了一個非常深沉甜美的覺，精神飽滿頭腦清新地完全清醒過來！」

　　催眠結束，突然感覺到頭腦變得非常的清楚，精神真的很飽滿，原本渾渾沌沌的感覺都一掃而空。這樣明顯的改變，讓我很輕易地不用靠著喝咖啡提神，這是我接觸催眠得到的第一個好處。課程中老師教了一些體重控制的方法，我照著做，使我的體重在半年之內穩定地減少了六、七公斤。另外我也將催眠應用在社交焦慮的個案治療上，獲得很好的效果。因為有這麼好的反應，所以我一方面嘗試把催眠運用在臨床心理治療的工作，一方面開始分享催眠如何改善身心健康，如何控制體重。

但不久就發現我學到的催眠遇到一些障礙。一方面精神醫療的訓練以及臨床工作很少有機會使用催眠，所以當治療遇到瓶頸時，沒有人可以討論。我曾經嘗試詢問我的老師夏琳，但她總是回答我：「你是醫師，應該知道答案。」另一方面，一起學習催眠的同學大多沒有心理治療或醫療的專業背景，大部分同學感興趣的是前世催眠，以及超乎我能夠理解的能量、氣場的議題。這些議題我總無法融入，因為跟自己的醫療背景有極大的差距。

讓催眠變得更寬廣的新定義

　　當時正好醫院有一個讓我到美國進修的機會，我安排前往位於鳳凰城的艾瑞克森基金會，接受基礎班及中級班各一個星期的密集訓練（Intensive Training）。在這兩個星期的訓練中，我有一種回到家的感覺，原來催眠是可以用這麼符合醫療、符合科學的方式去理解、運用的。同時我認識了現代醫學催眠之父艾瑞克森醫師，也對他以催眠為基礎發展出來的心理治療模式深深著迷。

　　其中，讓我催眠的視野變得寬廣最重要的是，艾瑞克森醫師的一個催眠定義：**「催眠是知覺聚焦的狀態。」**這個定義讓催眠變得更為寬廣，更有彈性，而不再只局限於昏昏沉沉半夢半醒的模糊狀態。

我喜歡引用的例子就是看電影。當你進入電影院，被精彩的劇情吸引，完全融入電影情節，等到電影結束燈光亮起，可能會突然不知道自己身處何處，等到定下神來才發現已經超過三個小時，趕快去排隊上廁所。這樣的經驗就和催眠非常類似，因為專注聚焦在電影劇情中，時間的流逝變得不重要，想要上廁所的需求變得不重要。但這種狀態的改變並不是完全被動的，如果電影進行到一半，有人大喊：「失火了！失火了！」相信大部分的人會立即清醒過來，確認狀況並且查看最近的出口，而不是想要繼續看電影。

既有鬆弛感，又有專注力

日常生活也有許多類似的狀態，例如：看小說、漫畫、追劇、打電動，甚至是與人進行有趣的對話，都可能讓我們忘了時間，忘了身在何方。而這些專注的狀態，並不僅限於靜態的，也有不少是非常動態的，田徑場上的一百公尺競賽是經典的例子。選手預備起跑前，可能有自己特殊的儀式與步驟，讓自己進入一個極度專注的狀態，心無旁鶩。在起跑位置除了自己身體姿勢的準備，就是耳朵要注意聽起跑的槍響，等槍聲響起全力衝刺，其他事情完全拋諸腦後，直到衝過終點線，才會將注意力再放到身邊的人事物。一百公尺賽跑是最需要爆發力的比賽，也是最需要專注的活動，這也符

合催眠知覺聚焦的定義。

　　這個新的定義，讓催眠的可能性變得更寬廣，催眠不再只是昏沉無力地放鬆下來，而是讓我們思考如何聚焦在調整自己的狀態，更能夠符合每一個時空情境脈絡的需求。例如一個容易緊張的人，解決的方向不單只是放鬆下來，而是能夠在有挑戰、有壓力的情境下，保持在冷靜有信心面對的狀態。這個狀態勢必有某些程度的警覺性，而不是鬆軟無力的。

4 —— 催眠和靜坐、冥想、正念有什麼異同？

英文的 Meditation 可以翻譯成「靜坐」或是「冥想」，對我而言是相同的事情。靜坐或冥想時，通常是以舒適的姿勢坐著甚至是躺著，專注在當下的某一件事物上。專注的點可以利用五官感受，或是內在對話。例如：看著前方的一個點、十字架或是一尊佛像；聽著一段輕鬆的音樂；注意呼吸身體的起伏，或者是捏著手指頭感受之間的壓力；靜坐空間內使用精油或是香氛……這些都是實際上存在的外在刺激。也可以是透過內在的觀想，自己喜歡的情境畫面、佛像或是耶穌像。也可以是心中發出簡單的咒語、誦念佛號，或是給自己一段鼓勵的話。

經過一段時間會進入一種放鬆而專注的狀態，達到深度放鬆和內心的平靜，可以提升自我覺知。在這個專注放鬆的狀態下，可以增強心理健康、減壓、提高專注力、心靈成長、情緒管理，以及減壓的功效。

何謂「正念」？

正念則是新興的心理治療與心靈成長的好方法，主要目的是提升當下的覺知和接受能力，培養不評判的態度。這樣的精神源自於佛教的教義，以平靜的心「觀」自己當下所有的經驗，而不起是非善惡的念頭。

已經有許多專業研究證實，正念的方法對於身心健康有很大的幫助。正念的體驗同樣是專注於當下的體驗，無論是呼吸、身體感覺、情緒還是環境。讓自己保持持續的覺知，注意到當下的每一個瞬間。能夠達到減輕壓力、焦慮、憂鬱，提高生活質量的效果。

這個專注的過程，可以藉由聲音的引導而達到，有時候也會在引導中加入特殊目標的達成。

催眠更能達成多樣目標

如同前面我分享的體驗，進入催眠大多是非常放鬆的狀態，而這樣的放鬆狀態跟放鬆練習、靜坐、冥想及正念，有許多相似之處。包括肌肉放鬆、呼吸與心跳變慢、懶得移動、時間扭曲感、聲音忽遠忽近、身體有輕鬆感、漂浮、變輕的感覺、身體某部分消失了的分離感、健忘或是記憶鮮明、專注力及視覺想像力提升等等。在這些狀態下，交感神

經作用減弱，副交感神經作用增強，人感到平靜放鬆，經常處在這樣的狀態，對於身心健康就會有極大的助益。

　　然而催眠又比靜坐、冥想及正念更進一步，企圖達到一個催眠對象想要達成的目標，例如：快樂、有自信、減重、身體健康，甚至可以治療某些生理疾病。催眠不僅止於放鬆的狀態，而是更多樣化地改變狀態，以因應各種不同情境的需求。催眠對我而言，通常會需要由一位催眠師帶領，透過催眠師與催眠對象雙方的合作，朝著一個目標前進。比起靜坐、冥想及正念，更能夠達成多樣的目標，是一種心理治療的模式。所以催眠是一個有方向、有目標的活動，想要達到這個目標或許無法一蹴而成，需要將過程切割成許多小目標，逐一完成。

　　不論是靜坐、冥想、正念或是催眠，都有很類似的身心狀態，實在不需要刻意仔細分別彼此的差異。只要能夠經常體驗這種平靜舒服放鬆的狀態，對於身心健康都有很大的幫助。

5 —— 催眠的迷思

從催眠的歷史發展,原本的神祕色彩經過了科學仔細的驗證,逐漸被醫療與心理學的主流所接受。也因為催眠的本質容易造成許多的誤解,如果不加以澄清,想學習催眠或是接受催眠的人都可能會有很大的心理障礙。

迷思1:前世今生

由於《前世今生》系列書籍的熱賣,引發人們對催眠的好奇,但也因此讓人以為催眠就只是前世今生。實際上,前世催眠只是許多催眠現象的一小部分,而且是非常偏離的一小部分。

首先,回到催眠的定義:當催眠師暗示催眠對象會回到過去的某一世,而催眠對象的確體驗到某一世,看到、聽到、感覺到,甚至聞到不同的時空,並且相信自己回到了前世,這當然是一種催眠,因為催眠師的暗示成功了。所以催眠的確可以令人產生前世的經驗。

人類的頭腦有很高的可塑性,可以透過暗示產生許多

超乎想像的經驗，明顯的五官感受，甚至感覺到身歷其境在某個不曾到過的地方，也可以有明顯的認知與情緒的改變，還能在催眠暗示下回憶起過去的經驗，甚至想像出未來的場景。這些反應實際如何產生尚無法完全清楚，最主要來自於催眠師的暗示，加上催眠對象的記憶以及想像。

但這些前世經驗能否做為有輪迴轉世的證據呢？想要證明輪迴轉世存在，需要經過嚴格的科學檢驗，必須有明確的前世人事時地物的描述，在前世的發生地追溯歷史，確認有該人物存在，並考察當時相關歷史事件。整個過程並不是一件容易的事，而以目前所有的證據只能說，尚無法證實輪迴轉世的存在，也無法否定輪迴轉世的存在。

如果前世催眠無法證實輪迴轉世的存在，那麼前世催眠有什麼作用？想要體驗前世催眠的人，或許單純好奇想知道自己有什麼樣的前世，也有可能是因為生命中遭遇某一些困難，想要尋求一個解答。不管為了什麼做前世催眠，比較重要的是如何詮釋這樣的前世經驗。

前世催眠非常常見的場景是，受盡婆婆虐待的媳婦，透過催眠發現她在某個甚至好幾個前世裡，欺負她的婆婆。於是她得到一個結論，就是這一輩子是來還債的，只要把債還清，下輩子就不需要再跟婆婆糾葛不清了。不少人的確可以藉由這樣的前世催眠讓情緒輕鬆許多，因為他對自己受苦的原因有了解釋，所以能夠接受這樣的苦難。以這種模式解決

今生的痛苦，就好像是「認命」，等待來生可以有幸福美好的人生。

記得2004年薩德博士（傑佛瑞‧薩德，是現代催眠治療之父米爾頓‧艾瑞克森的嫡傳大弟子，創辦米爾頓‧艾瑞克森基金會）第一次來台灣，我有機會比較近身跟他學習。在一次晚餐時，我身邊有一位很有名的人士，非常好奇地問我關於催眠的事，她也認為催眠就是前世今生，且對此最感興趣。我非常費力地跟她解說，催眠是合乎科學、醫學以及心理學的治療模式，但她仍堅持己見。坐在我另一邊的薩德博士詢問我們的談話內容，我解釋給他聽之後，薩德博士只很簡短地回答：「我們比較在乎這輩子的事！」

在公共電視《流言追追追》節目有一個例子，案主在三段前世催眠中，其中兩世獨自一人度過一生，甚至有一世是水中的鯉魚。催眠師與案主詮釋這些催眠現象時要非常小心，稍有不慎，就可能做出對案主負面的推論，例如案主就是累世孤單一人，所以這一世也注定孤獨過一生。

想要好好做催眠，就要慎選催眠師。至於如何選擇，我最簡單的建議就是，具備國家專業證照的醫療專業資格催眠師，就如同醫師、牙醫師、臨床心理師、諮商心理師、社工師、職能治療師以及其他相關證照專業人員。因為這些專業從業人員，必須依照法律規定登記執業，如果出現任何問題，至少有政府把關，比較有保障。當然，我也認識許多不

具備國家專業證照的優秀催眠師，但是我更相信國家的證照制度。

迷思2：催眠舞台秀

催眠舞台秀也曾經是我們認識催眠的一個方式。很神奇地，說英文的催眠師透過翻譯，在舞台上把人催眠了，更厲害的是利用催眠讓舞台上的人做出精彩有趣的表演。表演很精彩，但不免會令人起疑是否事先串通好的？

我先給結論：催眠舞台秀的確是催眠，即使是事先串通好的，也完全符合催眠的定義：當催眠對象遵循催眠暗示，就是催眠。

舞台秀催眠最大的特色，就是強調催眠師權威性的影響力，催眠師下的指令是無法抗拒的，舞台上的人只能夠聽命演出，不管再怎麼愚蠢荒謬都辦得到。也因為強調催眠師的權威，而令人難以置信甚至產生懷疑。

那舞台秀的催眠師究竟怎麼辦到的？

首先，最重要的就是挑選適合的人上台表演，所謂最適合的人當然就是受暗示性高的。通常催眠師會邀請想要參與的觀眾上台玩一些遊戲，這些遊戲就是催眠受暗示性測試，可以很快辨識出高受暗示性的人留下來。因為受暗示性在一般人口會以常態分布，受暗示性極端高與極端低的人比較

少，中度的人最多，所以如果催眠師需要留下10個人在台上表演，他會先邀請三倍的人數上台玩遊戲，經過篩選，把最容易受暗示的10個人留下來。當然，也可能事先安排一些暗樁，已經確定容易被催眠，甚至已經接受過催眠師催眠的人上台。

當確認留在舞台上的都是容易進入催眠的人，催眠師就可以開始布局整個舞台秀的演出。舞台秀的主要功能是娛樂，利用與一般意識狀態有明顯差異的催眠現象，就可以帶來特別好的效果。當一位嚴肅的年長男性表現出女性嫵媚風姿，就會有強烈的反差。當一位弱小女性全身僵直，平躺在兩張椅子之間，上面還站了一個人，就可以讓人看到催眠引發出的驚人力量。當催眠師命令舞台上的人變成一隻毛毛蟲，他就倒在地板上奮力蠕動身體緩慢地前進，搭配催眠師絕妙的口條，就緊抓住台下觀眾的目光，享受一場精彩的表演。

至於舞台上的人是否完全失去意識，無法控制自己的言行舉止？實際上是會因人而異，有些人會對於整個被催眠的過程毫無記憶；有另外一些人會感覺到注意力變得局限，只能夠聽到催眠師的指令，聽話照做，失去個人判斷力；當然也會有一些人其實是完全清楚整個過程，只是變得更放得開，做出一些平時想做、但不敢做的事。無論如何，依據催眠基本的定義，只要被催眠的對象照著催眠師的暗示去做，

就是催眠了。

因為舞台秀的目的是娛樂表演,所以催眠師基本上是不會把對方的心理狀態做為主要的考量。不少參加過催眠舞台秀的人,事後出現不良的心理反應,可能是感覺自己的意志力太過薄弱,對自己產生懷疑。也有不少人在催眠過程中碰觸到內心脆弱的面向,舞台上催眠師並不容易察覺,即使察覺也不一定有足夠的能力處理,於是帶著負面的情緒離開舞台秀。這樣的情緒反應如果沒有獲得妥善的處置,很可能帶來長遠的負面影響。考慮到這個可能風險,我會建議盡量不要在舞台秀擔任被催眠的對象。萬一在自己不預期的情況下,出現催眠後的負面反應,也要儘快尋求專業協助以迅速恢復健康。

迷思3:失去控制力

前世今生的催眠師非常主觀地斷定,前世催眠的現象就是輪迴轉世的鐵證;舞台秀催眠師刻意強調對催眠對象的控制力,以增加舞台秀效果。這都會讓人對催眠產生極大的戒心,沒有人願意將自己的主控權交給別人,尤其是想要將催眠運用在治療工作的專業同仁,更無法接受需要去掌控他人的技巧。

當催眠對象接受了催眠師的暗示,逐漸進入愈來愈深沉

的催眠狀態,他的受暗示性就跟著增強。但是否可以無限擴張到催眠師可以完全控制催眠對象?還是要回到催眠的基本定義,催眠就是暗示,給出暗示指令的是催眠師,但所有動作都需要催眠對象親自執行。而每個人都會有道德標準的底線,一旦催眠師的指令超過了催眠對象所能夠接受的,催眠對象就不一定會遵從,也就是產生阻抗。

在分享催眠或是教學時,我常常用最標準的流程進行團體催眠,例如:「你可以慢慢閉上眼睛,為自己做一個舒服的深呼吸,然後開始放鬆額頭的肌肉,放鬆臉部的肌肉,也可以放鬆後腦勺的肌肉,你可以放鬆你的肩膀,你可以放慢呼吸的節奏,你可以放鬆胸口、腹部的肌肉,你可以放鬆臀部、大腿的肌肉,你可以放鬆小腿到腳掌的肌肉,你或許也可以注意到肩膀、手臂的肌肉放鬆,也可以放鬆你的手腕、手掌以及每一隻手指頭,讓自己準備好進入催眠當中,讓自己享受身體放鬆的美好,然後讓自己進入催眠當中;當你漸漸進入催眠,你可以發現你的手正慢慢伸進你的口袋,或是打開你的皮夾,拿出一千塊交給我。」聽到最後一句,台下絕大多數的觀眾都會清醒過來,從來沒有任何人真的把錢拿給我。這是因為每個人即使在催眠中,仍然有掌控自己行為的主導權,會依據自己最大利益來接受催眠師的催眠暗示。

所以關於催眠的控制力,或說是操弄力,或許催眠師可以透過一些技巧「欺騙」催眠對象,但催眠對象仍然可以保

有最後的主控權。但如果催眠師過度強調自己技巧的操控效果，終將會失去催眠對象的信任，而無法為雙方創造最大的利益。因此，催眠師需要更為謹慎地運用催眠技巧，而想要嘗試催眠的人也需要慎選催眠師。

迷思4：催眠是回憶萬靈丹

也有些人對於催眠存在美好的想像，認為催眠能夠喚醒過去許多失落的記憶，甚至把催眠當成回憶的萬靈丹，有什麼事情遺忘了，就想要催眠看看能不能找回來。

曾經有一位朋友來找我催眠，幫他記起一個車牌號碼。我先仔細詢問他想記起的車牌號碼的來龍去脈，他說他國中暗戀一位女同學，但是在學校一直沒有機會表白，畢業後十幾年也都沒有再見過面。某天他騎機車在路上，忽然看見那位女同學騎車經過他身邊，原本想趕緊追上，但被紅燈擋下來，只能眼睜睜地看著女同學遠離。於是他想要透過催眠記起女同學的車牌號碼，這樣就可以跟對方聯絡上。

用催眠來滿足這個要求，的確是相當困難的一件事，因為有一個最重要的因素，讓我認為催眠並無法達到案主期待的結果。那就是，他們已經十多年未見面，他對女同學的印象只停留在國中畢業時，根本無法確認騎車超過他的就是當年心儀的對象。另外，案主第一時間也沒有確實看見對方的

車牌號碼,這個車牌號碼很可能根本不在他的記憶中。當然在催眠中確實很有機會回憶起某個號碼,但那可能是大腦編造出來的。而即使他確實看到了車牌號碼,並在催眠中正確地回憶起來,循線找到了車主,也很可能找錯了人。

雖然案主非常堅持要求我幫他做催眠,但基於上述的原因我拒絕了。而這也牽涉到催眠另一個重要的因素,就是催眠師的信念會直接影響到催眠對象的反應。當這個要求無法說服我,我會跟案主明確地拒絕,因為我無法幫上這個忙。

催眠的確具備喚醒回憶的力量,但也會有實際的限制。因此在尋求催眠時,充分與催眠師溝通,並且了解催眠師是否勝任這樣的催眠要求,才能夠從催眠獲得最大的幫助。

6 —— 催眠為什麼有效？

在我剛開始學習催眠時，夏琳認為催眠對象進入催眠狀態後，就有較高的受暗示性，可以接受催眠師更困難的催眠指令，而達到治療的效果。至於為什麼有這麼神奇的效果？催眠既然是一種知覺聚焦的狀態，那麼為什麼需要進入這個狀態？這個狀態會對人帶來什麼好處？

原因1：減少外界的干擾

在高度專注和放鬆的狀態，大腦的注意力集中在催眠師的引導和建議上，減少了對外界干擾的反應。催眠會讓意識的邏輯思考減少，而潛意識變得更加活躍。在這種狀態下，個體對催眠師的暗示變得更加敏感和接受，從而能夠更有效地改變思維模式、情感反應和行為習慣。催眠狀態可以引發一系列的心理和生理變化，包括減輕疼痛、降低焦慮和壓力、改善睡眠等。這些變化可以是通過放鬆的暗示達成，或是症狀減輕的直接暗示達成。

原因2:進入歸零放空的狀態

通過催眠可以進入歸零放空的狀態,將原本紛亂的思緒與感受放掉,這樣就有機會改變潛意識中的信念和態度。在催眠狀態下,可以透過暗示改變對某些事物的恐懼、改善自我形象或增強自信心,這是因為催眠能夠直接影響潛意識,從而改變深層次的思維和行為模式。自我療癒是所有生物的本能,當我們處在外在情境的壓力,或是內在思緒與感受的矛盾下,這個自我療癒的能力就會減弱。在催眠的歸零狀態,比較容易開啟內在的自我療癒機制。

原因3:改變情緒感受的強度

催眠的狀態下,我們經驗的強度是可以調整的,就治療的角度而言,增強正面的經驗,對於改善情緒問題,特別是心理創傷就很有幫助。心理創傷事件會帶來情緒與生理強烈的負面反應,甚至留下無法抹去的記憶,往後再次遇到類似情境,就可能引發與創傷事件當時相同的反應,為案主帶來極大的痛苦。

原因4:建立正向的認知

心理創傷的處理,通常需要確認或是回顧創傷事件,並且在回顧的同時建立對該創傷事件新的正面認知。然而確認事件的過程,往往引發強烈的負面反應,就無法建立新的

正面認知。在催眠狀態，回顧創傷事件的過程可以透過許多有創意的方式，降低負面反應的強度，讓案主可以承受回顧的過程，而能夠確實建立正向的認知，達到療癒心理創傷的效果。

原因5：加強想像力與創造力

在催眠狀態下，想像力和創造力會增強。催眠師可以給予正向的未來暗示，讓催眠對象體驗達成目標時全面的經驗，在五官感受、情緒以及思考一致地體驗到目標達成的狀態，再暗示催眠對象記得這個正面的體驗。

以上是催眠有效「可能」的原因，但我們對於潛意識的運作依然無法全面了解。比較確定的是催眠狀態下，身心放鬆、內在彈性增加，都有助於自我療癒的發生，以及正向未來目標的達成。然而催眠之下，也常常出現超乎一般醫學常識可以理解的神奇療癒。我的建議是讓自己保持開放的態度，期待奇蹟的發生。

7 ── 開始催眠吧！

　　對於催眠有了初步的認識，接下來就是要思考如何讓催眠在你的生活當中發揮正向的作用。最直接的方法就是，真正的去體驗進入催眠的狀態，同時透過催眠將自己調整到一個正向的狀態，並且維持在這個正向的狀態。

　　催眠是一個體驗，而非單純知識性的理解。下面是我為你準備的催眠引導腳本，你可以自己錄製錄音檔來體驗催眠，也可以下載我事先為你錄製好的錄音檔，每天至少聽一次，讓自己進入催眠狀態，同時給自己第一個正向的催眠自我暗示。

> 我的第一個自我催眠
>
> 首先請你調整你的姿勢，對你而言舒服的姿勢
> 讓自己專注在內心世界，你可以閉上眼睛
> 繼續這樣的專注，體驗不同的可能，在不同的層面
> 更多的經驗，讓自己更舒服
> 同時，你也可以注意到自己擁有其他的部分

正在分析你現在的經驗,評估你現在的經驗
以及經驗品質的改變
繼續觀察自己,更舒服地專注在你的經驗
你可以讓思考漂浮到任何的地方
你會發現,漂浮到哪裡並不重要
你可以漂浮到過去的一個特別記憶
你可以漂浮到未來的一個可能

每個人經驗到催眠的方式都不盡相同
有些人是比較認知的層面
可以留意到這些思考,好奇在這個時候會發生些什麼
有些想法會出現,然後又消失,出現,然後又消失
所以你可以用最舒服的方式發現,思考來來去去

而有些人則是會注意到身體的經驗
呼吸速度改變了,身體肌肉張力改變了,更放鬆更舒服
感覺的變化,美好的放鬆,再過一會兒
呼吸速度變慢了,身體變重了
還有其他身體感覺美好的變化

而有些人則是會注意到視覺的經驗
舒服的影像,美好的畫面

可以享受這些影像,有能力享受這些畫面
很美好的經驗

而有些人則是會注意到聽覺的經驗
舒服的聲音,美好的音樂
可以享受這些聲音,有能力享受這些音樂
很美好的經驗

另外,還有一些人會注意到靈性的經驗
強而有力的連結,自己各個部分的連結,自己和外在世界的連結
更高靈性的連結

當我描述到許多不同經驗催眠的可能
或許你想問我
「什麼是經驗催眠最好的方式?」
「什麼是經驗催眠正確的方式?」
我會毫不猶豫地告訴你:「你的方式。」
花點時間,用你最舒服的方式
開放地面對這許許多多不同的可能

我要邀請你,現在,用最平靜的方式和自己在一起

自我探索在人生中對人性的興趣

好奇熱忱地面對經歷到的每個人

經歷到的每件事

就好像在過去遇到你的同學

遇到你的老師

遇到你的朋友

和你的同事在一起

和你的朋友在一起

和你的家人在一起，渡假，分享人生的喜悅

第一次去拜訪親戚朋友的家

好奇熱忱地發現人生的驚喜

你是否還記得最後一次停下腳步，享受人生的平靜

接下來，我將會安靜一分鐘

在這一分鐘，我會邀請你享受一個美好的回憶

一個特定的美好回憶

整整的一分鐘，我將不會打擾你

好好的享受這一分鐘，現在開始

好，當你繼續地放鬆

很明顯的，我不知道你剛才的回憶是什麼

還有這個回憶的每一個細節是什麼

還有這個回憶和你即將

「探索人生未來不同的可能」
「你所期待未來不同的可能」
之間會有什麼關係
有些回憶會維持一輩子
成為你的一部分,重要的部分
成為你的力量,重要的力量
發現自己有許多的能力

而現在我要請你轉換你的注意力
例如:
你可以將你的注意力放在你身體的每一個部分
哪一個部分可以感覺到很沉重
哪一個部分可以感覺到很輕
哪一個部分和你最親密最接近
哪一個部分變得麻木、感覺消失
呼吸的速度改變了
心跳的速度改變了
你對外界的反應改變了

這些經驗是未來的基礎,在你可以期待的未來
你可以如何快速地專注
你可以如何快速地放鬆

所有的技巧現在開始發展

我說的有哪些對你是很重要的呢？
我要請你現在將整個過程慢慢地整合
在心裡做個整理，做個簡單的摘要
有許多是你的內心可以享受的
有許多是你的內心可以感激的
我不知道今天的經驗會在你的未來產生怎樣美好的影響
我要提醒你的是
改變不只是可能的，改變是不可避免的

結束這次催眠體驗之前
我邀請你對自己這麼說：
我的生活在每一天、每一方面都會愈來愈好！
我的生活在每一天、每一方面都會愈來愈好！
我的生活在每一天、每一方面都會愈來愈好！
從今天開始你會隨時自然地給自己這第一個自我催眠
我的生活在每一天、每一方面都會愈來愈好！
我的生活在每一天、每一方面都會愈來愈好！
我的生活在每一天、每一方面都會愈來愈好！
帶著這個美好的體驗，讓自己慢慢地清醒過來
頭腦清晰，充滿能量，為自己準備好最佳狀態，面對每

天的挑戰

就讓自己充滿能量地結束這次的催眠!"

最建議的時間是每天睡覺前,讓自己帶著輕鬆愉快的身心狀態舒服地進入夢鄉,每天都可以獲得最充分的休息,每天早上都有滿滿的能量,面對生活的挑戰。

今天就開始體驗催眠。

祝福你!

第二章 催眠幫助身體健康

引言 ──────── **與身體的自我對話**

當我們對於催眠有了初步的認識,就可以開始思考如何善用催眠,促進身體的健康。雖然我是精神科醫師,處理的大多數是情緒問題,但將催眠運用在處理生理問題,比處理心理問題還來得常見,也更為直接有效。

尤其當我們更能夠掌握自我催眠的技巧,透過催眠讓自己維持在良好的情緒狀態,並且對個人行為掌控能力更為純熟,那麼將自我催眠的技巧轉換到促進身體健康,更是一件容易的事。

檢視你每天給身體的自我暗示

同樣地,我們會重新檢視原先對身體習慣性的自我暗示,以及可能帶來的影響,就有機會用對身體健康有益的新暗示,取代原有的負面暗示。

對身體的自我暗示源自實際的經驗,例如從小我的身材就較為矮小,速度與心肺耐力也比不上大部分的同學,雖然我是一個喜歡運動的人,但不免對自己的身體能力缺乏信心。幸好我有冒險犯難的精神,上了大學開始接觸空手道以

及橄欖球這兩項「接觸運動」（Contact sports），在其中我找到了單純運動的樂趣，逐漸改變對自己身體狀況的自我暗示：「我是一個運動員。」也因為先天條件的限制，我更注意身體對我傳遞的訊號，會適時調整活動量以及方式，讓身體有更好的發揮。

首先，請你思考每天你都怎麼對自己的身體說話？你會說：「我是一個健康寶寶！」還是會對自己說：「我從小身體就不好，有過敏體質，每次流行感冒都有我。」以上這兩種說法哪個對呢？我會說：「兩個都對。」我相信你之所以會對自己的身體這麼說，一定有充分的理由，很可能是你從小到大的經驗，也可能是你每天正在經歷的，所以你會深信不疑，而對自己的身體有這樣的自我認同。

人類是習慣性的動物，為了更能夠掌握現在與未來的狀況，通常會依循過去的習慣思考以及行動。一旦我們根據過去的經驗採取行動，自然會產生我們預期的結果，又更加強了原先的信念。如同前面提到的，如果你認為自己的身體是虛弱的，自然會隨時注意身體有沒有出狀況，如此就容易發現身體有問題，更證實了自己身體是虛弱的。然而問題是，我們根據過去經驗所建立的信念，會對當下的自己產生什麼樣的影響呢？如果你認為自己的身體是比較虛弱的，那該怎麼辦？有沒有什麼方法可以改變過去的經驗？

重新回到生命的本質

或許你還記得健康的定義是,身體、心理以及社會的健全狀態。而近年來對於靈性愈加關注,正因為靈性也會對健康帶來重要的影響。**想要擁有真正的健康,各個面向的健全都是必要的。而我認為最重要的一件事就是,如何看待生命的本質。**

現存或曾經生存在地球上的所有物種,都有相同的本質,那就是求生存以及繁衍後代。任何生命只要有適當的環境,必然會不斷地成長茁壯,因為這是物競天擇的結果,不具備成長茁壯特質的,就會被自然淘汰。不論過去的經驗讓你認為自己的身體是強壯的或是虛弱的,想要從現在開始過著健康的人生,我們可以有意識地選擇自我暗示的信念,而最重要的信念就是,回到生命的本質:

我擁有與生俱來生生不息的基因。

回歸感受到這個生生不息的基因,我們就可以享受愈來愈健康的人生。

1 —— 催眠控制體重

減肥很簡單，少吃、多運動。但，就是做不到啊！

這大概是所有減肥失敗的人，都會從心底發出的吶喊。那麼，催眠可以幫上什麼忙呢？

我第一次成功將過重的體重減下來，是在2001年參加了第一個催眠訓練課程之後，在半年內成功地從73公斤減少到65公斤。沒有挨餓，也沒有增加任何的運動量，實際上在那段時間我幾乎不運動。

體重改變帶來的視覺衝擊是非常明顯的，同事、朋友看見我，都會驚訝地問：「你怎麼瘦了那麼多？你怎麼減的啊？」聽到我回答：「用催眠減重。」他們更訝異了：「睡一下就可以減肥！我也要！」於是我將知道的方法分享給他們，不少人也明顯瘦了下來。

催眠課程上學到的減重技巧

2001年，我參加NGH催眠師的證照課程，目的是學習一個新的心理治療技巧。學習了基本的催眠技巧後，當然要

進入治療的運用。

跟同學做練習的時候，治療師同學問我有沒有什麼議題想要處理。當時我剛完成精神科專科醫師訓練，升任主治醫師，沒什麼議題要處理，只有看到自己臃腫的身材，倒是希望可以有些改變。抱著姑且一試，但沒什麼期待的心情，我跟同學說：「就請你幫我做減重的催眠吧！」

於是同學照著NGH固定的引導腳本對我說：

> 這一段錄音是要幫助你控制體重，擁有健康的身體，美好的體態。
>
> 首先，請給自己一些時間，慢慢地放鬆下來，透過每一次的呼吸，更清楚地感受自己的身體，對自己的身體有更多的覺察，對自己的飲食習慣有更多的覺察，告訴自己，我將擁有健康強壯的身體、美好的體態。
>
> 從現在開始，在正餐之間你不再有吃零食的衝動，想要吃得變胖、變重、飽餐一頓的所有欲望，正一點一點慢慢地消失。
>
> 吃這些食物的傾向，正離你而去，而且變成遙遠的記憶，它只是過去的經驗，現在對你來說不再有任何作用，你在三餐之間，不再有吃零食或宵夜的欲望或衝動，因為你已經吃飽了，你完全滿足於三餐正常均衡的飲食。

你不會再毫不考慮地亂吃東西，你不再因為緊張、焦慮、無聊、挫折、沮喪，或憤怒而亂吃東西。是的，你不再因為緊張、焦慮、無聊、挫折、沮喪，或憤怒而亂吃東西。

　　你在用餐時，將不再過量飲食，因為均衡適度的三餐飲食，將更能填滿你饑餓的感覺，而且食物的芳香與美味，將如此鮮明，你的食慾獲得前所未有的滿足，食物的美味將很快地填飽，並且滿足你饑餓的感覺。

　　每一口食物細緻的美味，將比從前更加令人喜悅，當你慢慢咀嚼、細細品嚐，並享受食物的芳香與美味時，你將更能夠享受每一口食物，你比過去更能夠享受食物的芳香與美味。

　　你在三餐之間不再感到饑餓，因為三餐均衡的飲食，已經能夠滿足你身體飢餓的需求、以及心理對食物的渴望，滿足身體營養需求以外的任何食物，不再引起你的興趣，你沒有過量飲食的欲望、衝動、或習慣。

　　你不再想要用過量的食物填滿自己，因為現在你的新的感覺這麼好、這麼健康、這麼快樂、這麼精力充沛，而你的胃不再想要忍受吃得過飽脹痛的感覺。過量的、厚重的、油膩的、甜膩的、精緻的，以及讓人發胖的食物和飲料，將不再吸引你，因為健康的、有活力的食物，比以前嚐起來、聞起來更加美好。

　　健康均衡的三餐飲食將會提供你滿滿的能量，在一夜好

眠之後,你每天會生氣蓬勃地清醒過來,當你接近,而且達成你理想的體重和身材時,隨著你新的較輕的身材,你會發現你的能量增加,而且你會更強壯、更健康。

你將減去你想要減去的體重,但你會以健康、溫和的方式減去。當你達成理想的體重時,你會變得更健康、更強壯。一旦你建立了你想要的身材,就可以輕鬆容易地維持那個體重和外型。

現在,做一個深呼吸,然後呼氣、讓自己放鬆下來。

所有我給你的暗示,現在開始牢牢地深植在你的心裡,成為你的一部分。而只要對你有用的,它們將和你一直在一起。

隨著每次呼吸、每次心跳,那些暗示變得越來越有力,並且正變成你新的健康習慣;暗示變得愈來愈有力,成為你新的健康習慣。 ⁹⁹

說完了催眠腳本,同學加碼送了我:「你可以看到幾個月之後,皮帶扣的位置改變了,你的腰圍變小了。」聽到的當下,我差點忍不住笑了出來,因為我認為那根本不可能。

催眠結束,我只能用尷尬又不失禮貌的方式回饋同學,他做得很好。因為當時的我,還是一個直來直往的科學家,在理性層面不認同的實在無法贊同。接受了第一次減重催

眠，並沒有太多的感動，覺得這只是一次催眠練習，我應該可以做得比同學好。

然而，就在我的不以為然中，半年後，我的體重從73公斤的高峰，緩緩下降到65～66公斤，整整減掉了7～8公斤。雖然我並不確定是否這次催眠的功勞，但它的確預告了我的體重將會減輕，而有科學精神的我，就忍不住重新檢視這個超乎我理性理解的神奇催眠腳本。

這是非常傳統催眠的直接暗示，假設被催眠的對象原本無法控制食物的誘惑，經過了催眠就可以進入不再受美食控制的狀態。這樣催眠的成功奠基在催眠對象進入催眠之後，有高度的受暗示性，如同腳本當中提到的「所有我給予你的提示，現在堅固地深植在你內部，成為你的一部分。」這些暗示就成為潛意識自然運作的模式。這類的催眠減重腳本，通常可以幫助大約三成的人成功減重。

NGH課程的老師夏琳是一位身材有些份量的美國歐巴桑，她說學習催眠幫助她處理了小時候的創傷，但嘗試了各種催眠方式減重，沒有任何成效。其中一個方法是聽沒有台詞的催眠減重音樂，她怎麼聽都沒有用，但她先生卻可以立即發現她播放的是減重音樂。不過課程中夏琳提供了不少對我而言非常有用的催眠減重方法。

1 胃縮小

這是一個很簡單、但很有效的小技巧,催眠引導如下:

> 首先,請你舒服地坐下來,做幾個深呼吸。再把你的慣用手放在面前,輕輕地握起拳頭,把拳頭放在上腹部,想像你的胃正慢慢地縮小,縮得跟你的拳頭一樣的大小。

過去或許你用太多的食物把胃撐開了,現在你開始讓胃慢慢縮小。你可以感覺到你的胃慢慢縮小,很特別的感覺,你的胃正慢慢地縮小,很舒服、很滿足的感覺,而你會想要繼續維持這個舒服美好的感覺,很滿足、很舒服,你可以承諾自己將繼續維持胃縮小後這個美好的體驗。

請你將拳頭放在面前,看著自己的拳頭,你知道你的胃已經縮小到拳頭一樣大小,你不想讓這個可愛的胃再次被過多的食物撐大,你會喜歡這小小的胃帶給你舒服美好的感覺,所以從現在開始,每當你用你的手將食物放入口中之前,你會看到你的拳頭,而你的拳頭會提醒你:我的胃是這麼小這麼可愛,我只會把真正營養健康適量的食物放進口中。

你的拳頭會提醒你:我會珍惜這麼可愛的胃,我會選擇最合適的食物放進口中;你的拳頭會提醒你:我愛惜我可愛的胃,只會把我喜歡、對身體有幫助的食物放進口中;你的

拳頭會提醒你：我喜歡我小小可愛的胃，我愛惜我的身體，我會有覺察地珍惜每一口食物。

給自己一些時間，感受自己的胃、感受自己的身體，你可以仔細感受縮小後新的胃，你也可以感覺新的胃帶給你身體全新的感受。給自己一些時間，記得這個全新的體驗，然後讓自己慢慢地清醒過來。

當你完全清醒過來，你會喜歡這個全新的胃、全新的自己，你會有覺察地享受每一口食物，你會有覺察地享受充滿活力的身體，你會有覺察地享受喜悅的每一刻。

做幾個舒服的深呼吸，讓自己完全地清醒過來。

當我第一次隨著老師的帶領，我真的感受到上腹部一種紮實的感覺，也願意將這個感覺想像成我的胃正在縮小，並且模擬跟拳頭一樣大小的胃，大概有多少的容量。因為我是對身體感受比較清楚的人，所以很容易掌握這個方法，也可以將注意力聚焦在身體，覺察吃東西時的每一個細微感受。

2　暫停食用喜愛的發胖食物一個星期

這是一個非常有趣的方法，練習的時候，老師請同學們找出一個自己最喜愛的發胖食物，最好這個食物幾乎每天或

是至少兩、三天會吃一次。這是令人矛盾的食物，你很清楚自己的體重有很大部分是這個食物貢獻的，但是真的要停止食用，又令人感到很不捨。這可能是蛋糕、巧克力、珍珠奶茶、披薩或鹽酥雞⋯⋯任何高熱量、可以安撫人心的食物。

老師請大家想像這個發胖食物就在面前，很仔細地看著它的形狀、顏色。轉動這個食物，從不同的角度看它，想像將它放入口中，會帶給自己多少的滿足感。放得更靠近一點，慢慢地深呼吸，享受它的氣味，這個氣味又會帶給心理多少滿足的感覺。

甚至你的口水已經開始分泌，肚子咕嚕咕嚕地叫，這個美味的食物就在眼前，所有的滿足感即將實現。

老師帶著大家體驗這個想像的催眠美食，接著，請大家張開嘴把食物慢慢送到嘴邊。正當大家心中充滿期待要咬下一口⋯⋯「啊！」老師冷不防大叫了一聲。

同學們在驚嚇中脫離了這個美好的催眠，花了一些時間才讓心情安頓下來。這時候老師說，也許接下來的一個星期，你們可以暫時先停止食用這個心愛的發胖食物。就只要承諾一個星期的時間，不是一輩子，因為一下子承諾一輩子是不可能的，就試試看這個星期。

這個方法有許多優點。首先，減重的人可以認真地檢視自己的飲食習慣，哪些是平常沒有注意到的發胖食物，因為有了這樣覺察就有機會重新做選擇。

其次,老師最後的那聲大叫,將這個心愛的發胖食物跟驚嚇的經驗做了連結,這個美食就有可能不再如此美好,讓人比較有可能抗拒誘惑,進一步撐過暫停食用的一個星期。

最後,就是承諾一個星期暫停使用,所有的改變必須付諸行動。如果一下子要求減重的人承諾從此跟心愛的食物說再見,那是一件殘酷而實際上也做不到的事情,真正會試著停止食用的機會就會大幅地減少。

接下來的一個星期,減重的人有一個新的體驗,暫時離開這個心愛的發胖食物。好的狀況是,他發現一個星期沒有接觸到這個發胖食物,生活還是可以過得非常輕鬆順利。原本食用這個發胖食物的神經連結就會慢慢減弱,有機會建立新的神經連結與飲食習慣。

比較不理想的狀況是,沒有這個食物,過得非常痛苦,而一個星期後就可以再重新檢討新的減重計畫。如果減重的過程將人帶入一個痛苦的生活中,可以預期的是這樣的日子無法持續,減重計畫必然失敗。

有一段時間我在團體分享的催眠課程當中,會使用這個方法,參加的學員在驚嚇安頓之後,都會覺得很有趣。然而,這個方法實在不太符合我的個性,而在一個很有趣的巧合下,我發展了另外一種方法。

3　五包鹽酥雞減重法

　　在一次晚上七點的治療中，個案跟我說他一煩躁就會覺得肚子餓，想要亂吃東西；同樣的，當他肚子餓的時候，也會感覺非常煩躁。會談快要結束的時候，他跟我說很想要買一包鹽酥雞來吃，雖然他知道這並不是身體需要的，因為來治療之前他剛吃完晚餐。這時候我想到了上面的方法，但是我做了小小的改變。

　　我先請他進入一個比較平靜的催眠狀態，然後想像自己真的買了一包鹽酥雞，接著請他用五感仔細地享受這包鹽酥雞。

> 　　一手拿著鹽酥雞，另一手拿著竹籤，插起一塊鹽酥雞，眼睛仔細觀看鹽酥雞的形狀、顏色，以及不同方向的光線反射。用鼻子用力地吸一口氣，享受鹽酥雞的氣味，再將鹽酥雞放進嘴巴裡，感受鹽酥雞的溫度、味道、調味料細緻的香氣，慢慢咀嚼，感覺鹽酥雞的質地，舌頭攪動鹽酥雞，感受鹽酥雞的味道隨著時間的變化，展現許多不同的層次風味，隨著每次的咀嚼，你要可以用耳朵享受這美味的聲音。
>
> 　　當你細細咀嚼這口鹽酥雞，你可以很仔細很慢地將它吞下，感覺這口鹽酥雞滑過你的咽喉、食道，最後進入你的胃。你可以感受到食物在你胃裡面紮實的感覺，這時候

你可以做一個深呼吸,感受食物在你的口腔、咽喉、食道,以及胃留下的感覺,不只帶給你身體的滿足,同時也帶給你心靈的滿足。充分地享受這口鹽酥雞,然後你可以再用手上的竹籤插取下一塊鹽酥雞,繼續享受美味,用你自己的方式,品嚐這包鹽酥雞的美味,而我要提醒你的是,你除了可以用身體享受這包鹽酥雞,也可以同時用你的心享受這包鹽酥雞,滿足你的身體,也滿足你的心靈。我會安靜一段時間,讓你安心品嚐這包鹽酥雞,當你完成時,可以點個頭讓我知道。"

幾分鐘後,他點頭,我問他:「好吃嗎?」「還好。」「有滿足到嗎?」「不夠。」「還想要嗎?」「要!」

於是,我請他再想像買一包鹽酥雞,用相同的方式享用第二包鹽酥雞。最後他總共在催眠中吃了五包鹽酥雞。我問他:「夠了嗎?」「應該夠了,但我想離開治療室後,我還是會去買鹽酥雞。」我說:「沒問題,做你想做的事。」

第二個星期回診時,他跟我說他還是真的買了一包鹽酥雞,但是並沒有全部吃完。同時他有另外一個發現,過去他的焦躁情緒就像拖板車,但是經過了這包鹽酥雞之後,他的焦躁情緒感覺就像腳踏車一樣。

或許我可以把這個方法叫做「五包鹽酥雞減重法」。

非常感謝這位個案,教了我一個新的可能。我把原先課程中老師的方法加以修飾,邀請減重或是飲食控制有困難的夥伴,很認真很專注地享受他最心愛的發胖食物。這個方法的確比較符合我的個性,因為我不喜歡限制別人的自由。這個方法讓原先無法控制的行為,變成可以控制,並且是在有覺察的狀況下進行。

　　因為在催眠中進行,它是一個虛擬的情境,可以放慢整個過程,而有機會用不同的方式、不同的角度,更精細地去體驗如何吃這個發胖食物。包括五官的感受,以及過程中的認知,很有可能隨著時間有一些轉變,當然也包括過程中出現的情緒。最棒的是,**攝取到的熱量是零!**

　　這個方式也符合艾瑞克森催眠治療的精神——增加選項,而非減少選項。任何一個行為,不論是有益或是有害的,它的存在都必然有著正向的意圖。如果無法滿足這個正向意圖,想要強加禁止這個行為,通常是行不通的。即使可以,通常也會出現另外一個替代行為,滿足原本未被滿足的正向意圖。所以這是一個讓我感覺更為自在的方式。

　　這個方法聚焦在單一食物,全然投入吃的過程,感受食物帶來的美好。原本面對這個難以抗拒的發胖食物,我們處在被動受控制的位置,又喜愛又怕受傷害,好像面對引誘人犯罪的惡魔,這樣的矛盾是非常折磨人的。**透過這個過程,我們有機會重新檢討與這個食物的關係,讓食物成為我們的**

夥伴，滋養我們的身體，也為心靈帶來撫慰。

我就這樣瘦了下來

在課程中學到了這麼多有趣的減重技巧，其中有一些是我馬上有感覺的，讓我有機會思考，這些年來想要減肥卻一直無法成功，甚至無法開始的困境，或許有機會改變。我有糖尿病的家族遺傳，而我唯一能夠控制的就是體重，這是我減重最重要的動機。

白天的飲食改變了，但有一個狀況卻讓我無法立即將體重減下來，就是我有吃宵夜的習慣。當我開始認真減重的時候，發現吃宵夜真是減重的重大阻礙。沒有值班的晚上，我通常7～8點會吃完晚餐，但是到了10點就會有強烈想吃東西的衝動。衝動一出來我都會強力抵抗，因為我很清楚7～8點剛吃晚飯，10點不應該會餓。但是這種抵抗的力道卻相當薄弱，掙扎幾十分鐘後，我都會隨便吃個東西，或是煮一碗泡麵吃掉。可是每次吃完都不會有任何滿足的感覺，反而感到滿滿的挫敗感，為了自己薄弱的意志力感到自責。

我認真面對這個想吃東西的衝動時，理智上知道這是一個習慣，當我企圖改變這個多年習慣，會引發強烈的不安，而這個不安的感覺讓我無法分辨身體是否感到饑餓。學習催眠之後，我有了能夠讓自己快速進入深層放鬆的狀態，幫助

我戒掉了每天三杯三合一即溶咖啡的習慣，我想或許也可以幫助我終止吃宵夜的習慣。於是當我感到要吃宵夜的衝動出現，我承諾自己先透過自我催眠讓自己平靜下來。等我平靜下來，排除了焦躁情緒的干擾，我就可以確認當時我的身體是否真的感覺餓。如果我覺得餓，當然會吃點東西，如果不餓，當然就省下這餐宵夜。當我開始這麼做，十次有九次以上我的身體是不會餓的。每天減少第四餐熱量的攝取，我的體重就開始平穩地減了下來。

減重的速度

上課的時候，老師提到減重的速度，大約每週減少體重的1%，以我當時的體重73公斤，就是每週減少大約0.7公斤，一個月減掉2～3公斤。這樣的速度看起來好像不怎麼樣，但是如果以同樣的速度減重，半年的時間至少可以減掉10公斤。理性地照著數字算的確是這樣，但急著想要減重的人就很難保持這樣的冷靜。

許多減重的廣告會以「7天減3公斤」、「6週減12公斤」這種驚人的減重速度做為號召。能夠用這麼快的速度將體重減下來，勢必採取相當激烈的方法，例如偏激的飲食。這種減重方式很容易讓身體處在營養不足，或是不均衡的狀態，會對身體帶來極大的負擔。這些激烈的方法，只能短暫使

用，不能當作一輩子的事。所以一旦恢復原先的飲食習慣，減下來的體重，很可能又會增加回來。這麼一來一往，體重沒有改變，但是身體的結構改變了，肌肉減少了，脂肪增加了，體力反而變得更差，精神變得更不好。

對我而言，減重是為了身體健康。BMI超過25就是體重過重，對身心健康都會帶來相當的危害。如果可以的話，就要盡可能讓BMI小於25。如果是過度的肥胖，也不需要氣餒，因為只需要將體重減少原本的5%，身體健康的風險就會大幅降低。例如原先體重100公斤的人，只需要減重到95公斤，對於健康的風險就可以比較放心一些。或許可以先停留在95公斤，過一段時間再進行下一個階段的減重計畫。

體重減輕後的有趣發現

首先是飲食習慣的改變。開始減重之前，我並不會刻意地選擇我吃的食物，不過就是填飽肚子的東西。我也不是美食主義者，更不會跟著流行吃排隊名店。當我進入減重模式，我會開始認真思考放進口中的食物，是否配得上我的身體。因為我的胃是這麼小巧可愛，我要給它最營養最健康的食物。同時我也會思考我吃進身體的食物，將會如何轉換成為身體的一部分。太過油膩、精緻加工、甜食、化學添加劑就逐漸被排除在我的飲食選擇之外。為了從較少份量的食物

獲得足夠的營養，我的餐盤上原型食物自然增加，以植物為來源的食物份量也愈來愈多。

隨著體重逐漸下降，我發現自己已經無法忍受甜食。餐廳用餐的餐後甜點，吃完總覺得舌頭有一個很甜膩、不舒服的感覺。這也提醒我要慎選餐後點心，盡量不要選擇甜點。原本會喝的三合一咖啡，除了不再需要咖啡提神，更因為三合一咖啡包裡面有三分之一是糖，是沒有營養價值的空熱量，當然完全不再進我的口，後來都只喝用咖啡豆沖泡的黑咖啡。有一天我看見一位同事在泡三合一咖啡，隨口跟他說：「你怎麼還在喝這個？」他聽了愣了一下。過了幾個月他跟我說，他也不再喝三合一咖啡，只喝咖啡豆沖泡的黑咖啡或是拿鐵。

減重的過程中，我的飲食習慣改變也為家人帶來了影響。太太在婚前身材非常苗條，婚後或許受到我的影響，也會跟著我吃宵夜。在我體重73公斤的時候，她的體重也達到人生的高峰，原本纖瘦的臉龐也變得有點圓潤。幸好隨著我的體重逐漸減少，她的體重也漸漸下降，雖然沒有回到婚前的標準，但已經輕盈許多。飲食習慣是全家共享的，主導家庭飲食的人會決定家人的身材。所以為家人準備三餐的人，如果可以養成良好的飲食習慣，對全家人的健康會帶來極大的好處。為了心愛的家人，請認真思考每天放進口中的食物。

擬定自己的減重計畫

1. **減重的動機**：清楚自己為什麼要減重，是為了讓自己或家人身體健康，讓自己更有活力，或是身材變好、更有自信？動機愈清楚，愈是自己想要的，減重的動力就愈強大，遇到困難時就可以提醒自己減重的初衷。

   請寫下：我開始減重，因為_____
   _____。

2. **減重的目標**：依照前面設定聰明目標（SMART Goal）的原則，擬定一個合理可達成的目標。

   請寫下來：

   _____年_____月_____日，
   我（姓名_____） 體重_____公斤。

3. **達成目標時的樣貌**：想像自己達成目標的樣貌，可以包含眼睛看到、耳朵聽到、身體感受到的姿勢、鼻子聞到氣味、嘴巴嚐到的味道，如果可以，將自己喜歡的樣貌列印出來。

   將1.、2.與3.寫下來或是列印出來，貼在每天都看得到的地方，提醒自己正在減重。如果有支持自己減重的家人或朋友，也慎重向他們宣告你的減重計畫，並且邀請他們為你加油，幫助你更容易達成目標。

4. **胃縮小**：每次用餐前，看著等一下會將食物放到嘴巴旁邊的手，就會提醒自己：「我的胃這麼小這麼可愛！」輕輕握著拳頭放在上腹部，做幾個深呼吸，感覺胃正在縮小。覺得可以的時候再開始用餐，同時記得胃縮小後的感覺。

5. **細嚼慢嚥**：細嚼慢嚥每一口放進嘴巴的食物，剛開始可以提醒自己，每一口食物都在嘴巴裡咀嚼至少30次。再仔細慢慢吞下，感受食物滑過咽喉、食道、到達胃部的感覺。也可以做幾個深呼吸後，再吃下一口食物。

6. **如果有難以抗拒的發胖食物**：在渴求這個發胖食物之前，允許自己用20～30分鐘時間，自我催眠放鬆下來，釋放掉渴求食物的煩躁情緒，如果可以，就想像自己正仔細品味這個發胖食物，感受身心獲得食物的滿足。結束後，再跟自己核對是否還想要吃這個發胖食物，如果不是，就省下來；如果是，就認真享受吧！

7. 當感到想要動一動身體時，就開心地去運動吧！

建議拿一本小本子，每天記錄體重變化，看著數字逐漸變小會很有成就感喔！

再次提醒，體重是生活型態的總和。如果體重沒有立

即下降,千萬不要氣餒,花一些時間檢視一下每天的飲食習慣,是否在無意間吃進了高熱量食物?有覺察就有機會改善。

減重成功就代表你養成一個可長可久的良好生活型態,恭喜你擁有美好的人生。

祝福你在減重的旅程有滿滿的收穫。

2 —— 催眠改善自律神經失調

我是精神科醫師,平常處理的是病人的情緒問題,然而情緒問題往往伴隨著生理的不舒服。通常我遇到病人說他生理不適,一定會先請他做必要的身體檢查,確定這些身體不適是不是生理疾病造成的。如果檢查發現了生理病因,正規的醫學治療當然是首選,但催眠治療還是可以做為某些狀況的輔助模式。

也有不少狀況是,病患接受了各種最先進的檢查,結果都正常,但他們的確非常不舒服,這時候醫師就可能會建議他們到精神科求助。最典型的例子就是恐慌症。

檢查不出問題的病 —— 恐慌症

恐慌症發作時,病患在5到10分鐘之內,會感受到強烈的恐懼,伴隨著極度不舒服的身體症狀,包括:心跳加速、呼吸急促、冒冷汗、昏厥感、失控感、甚至有瀕臨死亡的感覺。不舒服的感覺通常在半小時之內結束,結束之後病患會呈現極度疲憊失落的感覺。

恐慌病患可能在很短的時間反覆發作，身體這麼不舒服，首先當然會認為是生理因素造成的，所以病患常常被送到急診，但是所有的身體檢查通常都是正常的，最常發現的異常不過就是心跳速度過快，在心電圖上呈現心律不整。

過去急診醫師不太認識恐慌症，看到所有檢查都正常，有可能認為病患濫用醫療資源，這對病患是非常大的心理負擔。幸好，現在急診的醫師對於恐慌症都有基本了解，在確定病患身體正常之後，通常會建議病患到精神科就診。然而這對深受生理症狀困擾的病患，又是另一個心理打擊。恐慌症就是生理與心理因素交錯造成的疾病，想要更有效地面對這樣的身心狀態，就要對身心運作有些認識。

你容易忽略的自律神經失調

或許你聽過自律神經失調，但自律神經失調到底是什麼呢？嚴格來說，自律神經失調是一個概略性的說法，並非正式的醫學診斷。自律神經系統的英文是Autonomic nervous system，屬於周邊神經系統的一部分，負責調節非自主的生理反應，例如呼吸、心跳、血壓、體溫、消化、排泄，以及睡眠週期等等。與自律神經系統相對的是軀體神經系統（Somatic nervous system），是能夠由意識控制的神經系統，例如說話、臉部表情、四肢與軀幹的動作。

通常我們比較容易注意到軀體神經系統的運作，讓我們可以有意識地思考與行動。而自律神經系統的運作通常不為意識覺察，也不需要我們時時刻刻緊盯著，依然忠實地服務，以至於我們往往會忽略了它的重要性。從胚胎形成的早期，心臟就開始不停地跳動著，從出生大哭一聲宣告我們來到這個世界開始，就不停地呼吸著，從來不需要我們費心去記得這麼做，身體就會把自己照顧得好好的。然而，我們是否認真照顧好自己的身體呢？

自律神經系統包括交感神經以及副交感神經，兩者互為拮抗作用。簡單來說，交感神經的作用是讓我們處在一個比較興奮警覺的狀態，副交感神經的作用是讓我們變得比較平靜以及緩和。遇到緊急的狀況，交感神經亢奮，身體會釋放出大量的腎上腺素，讓我們處在可以隨時做反應的狀態。這些神經與荷爾蒙的作用，會讓心跳與呼吸加速、血壓上升、四肢肌肉緊繃有力、瞳孔放大、腸胃道蠕動減慢、腸胃道括約肌收縮，以及血糖上升。當緊急狀況解除，交感神經亢奮的狀況就會解除，由副交感神經接管，身體就會恢復平靜休息的狀態。

即使文明的發展如此突飛猛進，人類的身體依然遺傳自遠古的祖先，遇到壓力情境，基本的戰或逃（fight or flight）反應是無法避免的。想像我們的祖先遇到一隻猛獸，不論想要逃跑或是與這頭猛獸決一死戰，都需要讓自己更為敏捷。簡

單的物理原理,加大力量、減少質量,是增加速度的不二法門。為了加大力量,心跳與呼吸就要加速,為全身供應足夠的血流與氧氣,接著就是讓肌肉緊繃增強肌力。至於要快速減輕重量的方法,其一就是把剛吃進肚子的食物吐出來,或是用噁心感讓你吃不下東西;其次就是排遺或是排泄。

我們的祖先在交感神經亢奮的時候,不是與猛獸搏鬥就是拔腿快跑,這樣就會把身上的力量消耗掉,當確認危機解除,就可以逐漸回復原先平靜的生理反應。但現代人因應的壓力情境和古早不同,通常並不需要大量的體力付出,也就不容易把身上的力量消耗掉,殘留在身上,而出現各種生理的症狀。又因為這些反應都是我們求生的身體標準配備,所以常規的身體檢查通常都是正常的。

這些因為情緒壓力引發的生理不適,症狀包括:頭痛、肩頸僵硬痠痛、胸悶、呼吸困難、心悸、高血壓、腸胃不適、便祕或腹瀉、頻尿、失眠,以及精神不濟。這些生理症狀雖然是身體面對壓力正常的反應,但如果長時間讓身體處在高壓狀態,身體會過度負荷,提早衰老。

如何善用催眠,改善自律神經失調症狀

自律神經失調主因是壓力造成的生理反應,因此讓身體回復正常的運作模式,就要改善甚至完全解決壓力。而催眠

在知覺聚焦後帶來的放鬆，正好可以反轉交感神經過度亢奮的狀態。我喜歡薩德博士的一個比喻：臨床上遇到的個案，就好像一部倒退中的車子很想要前進。開過車的人都知道，想要讓一部倒退的車子前進，第一步是要煞車，讓車子慢慢停下來，並且將排檔放在空檔的位置。空檔的位置叫做N，英文就是Neutral，也就是中立、歸零、放空的意思。**當我們承受太多的壓力，身體運作失衡，第一件事情就是要歸零放空，從這個歸零放空的狀態蓄積足夠的能量，才能夠前進。**

認識催眠，除了知識上的學習，更重要的是能夠體驗。下面這段催眠引導，就是要幫助你體驗這個歸零放空的身心狀態。

> 身心放空催眠

在我們開始這段身心放空旅程之前
請為自己找一個不被打擾的時間與空間
調整好空氣中的溫度與溼度
讓自己舒服地坐下或是躺下

首先，請你慢慢地閉上眼睛
接著花一些時間從頭到腳掃描自己的身體
不用急不用趕，慢慢地感覺身體的每一個部位

不論身體的感覺如何，那都很好，就只是去感覺他們的存在

也許已經很久，甚至你從來沒有這樣去注意感覺自己的身體

很仔細地從頭到腳感覺自己身體的每一個部位

也許你被整天忙碌的生活掩埋了，而忽略了自己的身體

很仔細地從頭到腳感覺自己身體的每一個部位

也許你就專注在面對每天的壓力，而忘記自己還有一個身體

很仔細地從頭到腳感覺自己身體的每一個部位

很好，當你花了時間感覺自己的身體

我要邀請你好好聆聽感謝自己的身體

從你出生的那一刻，你的身體就開始不間斷地呼吸

甚至在出生之前好久，你的心臟就開始不停地跳動

你吃下的每一口食物，你的身體都會把它轉換成養分

你不需要特別提醒身體，要呼吸、要心跳、還要把食物消化掉

你的身體就會不辭辛勞地為你服務，是你最忠實的夥伴

現在該是時候，停下腳步，好好地感謝自己的身體

很仔細地注意,每一次呼吸時身體的起伏

每一次吸氣,空氣如何從你的鼻腔,經過你的呼吸道,進入你的肺

讓整個肺部都伸展開來

讓新鮮的氧氣透過每一次的心跳,運送到身體的每一個細胞

讓每一個細胞都充滿了能量與活力

如果你願意,也可以為自己做一個舒服的深呼吸

更清楚地感受能量充滿全身的感覺

當你感受自己的身體一段時間,或許你會注意到很自然地發生了一些改變

呼吸的速度改變了

心跳的速度改變了

身體的肌肉張力改變了

你對外界的反應也跟著改變了

或許你更進一步地感受到身體變得溫暖舒服

或許身體的重量改變了

不論是變得更重或是更輕,都會增加你舒服的體驗

就讓自己感受身體進入這一個歸零放空的狀態

原本生活體驗到的壓力,透過每個呼吸釋放掉

感覺到愈來愈舒服、愈來愈放鬆

藉由這樣的放鬆休息，讓你的身體找回原本的生命力
隨著每一次的呼吸，身體可以蓄積愈來愈強大的能量

就讓自己繼續感受身體的生命力正在復甦
而接下來我要邀請你思考你自己的身體
你覺得自己的身體如何？
是生病的、虛弱的？
還是健康的、強壯的？
不論你對自己身體的看法如何，那是你生命經驗的結論
都是正確的

而或許你沒有注意到的是，你對自己身體的感覺
正是你給自己身體的暗示
如果你認為自己的身體是虛弱的
很自然地你就會特別注意身體可能生病的訊號
你就更相信自己是虛弱的
凡是聚焦的都會放大
如果你認為自己的身體是強壯的
很自然地你就會特別注意自己身體不曾發現的潛能
你就更相信自己是強壯的
凡是聚焦的都會放大

每個人的身體都有許許多多的基因
這些基因可能讓身體變虛弱,也可能讓身體變得更強壯
然而絕大多數的基因並不會明顯表現出來

或許你從來沒有想過
你的身體是隨時都在變動的
現在你身上的細胞,絕大多數已經跟一年前不同了
這是生命的本質
甚至跟一個禮拜前、一天前都不同了
因為藉由呼吸與飲食,身體的物質不斷地替換
而你希望你身體的新細胞與新物質是健康的嗎?

不論過去的經驗如何
從現在開始,你都有機會讓身體健康的基因表現出來
轉換成健康的細胞

強壯健康的身體真的就是這麼容易
從現在開始,記得這麼告訴自己

我的身體在每一天、每一方面都會愈來愈好!
我的身體在每一天、每一方面都會愈來愈好!
我的身體在每一天、每一方面都會愈來愈好!

> 讓這個舒服、充滿能量的感覺留在自己的身上
> 帶著覺察給自己身體健康強壯的祝福
> 讓自己從這個能量活力中甦醒過來

同樣地，你可以自己錄製錄音檔來體驗催眠，也可以下載我事先為你錄製好的錄音檔，開始給自己身體健康的催眠暗示。

或許你可以很快地從這樣的催眠經驗當中，感受到身體的變化，如果是這樣，那就要恭喜你。實際上大部分的狀況是，這樣的自我暗示需要時間累積效果，並非一蹴可幾。建議你每天找一個固定的時間，做這樣的自我暗示，仔細地感受身體變得愈來愈健康，愈來愈有活力。

或許你對上面這段催眠引導的效果有所懷疑，20世紀初法國著名的催眠師愛彌爾・庫埃（Émile Coué）在《暗示療法的奇蹟》（*Self-Mastery Through Conscious Autosuggestion*）一書，提供了許多身體健康的暗示療法，但他認為效果最好的是一般性的暗示，這個神奇的咒語是——「每一天，每一天，我在各方面都會更好、更棒、更進步。」所以千萬別小看簡單暗示帶來的奇蹟。

不過，或許你並不滿意這樣簡單的暗示，期待能夠更精

準針對各種身體症狀的催眠暗示,下一章來探討一些身體對催眠暗示的神奇反應。

3 —— 催眠改善生理疾病或症狀

在討論催眠治療的細節之前,有一些重要的事項要提醒。由於現代醫學是從探究病理狀態開始,面對病患的不舒服,仔細地尋找病因,將病因矯正治療就算成功。這樣的醫療模式能夠快速解決大部分的問題,但是在某些情況,例如病因不清楚,或是目前沒有具體有效矯正病因的方法,就無法獲得有效的治療。

用催眠治療身體的基本原則

另外一個可以思考的方向是,每個人的身體會成長茁壯和自我療癒,這是與生俱來的能力,而催眠是可以引發身體往健康方向發展的好方法。想要運用催眠促進身體健康,甚至進一步治療生理疾病,以下是一些基本原則。

1　催眠是醫學有用的輔助療法

在身體不舒服的情況下,要先尋求常規醫療的協助,

用科學的方式去了解身體不舒服的生理基礎，也就是透過檢查了解是否有可以治療的生理疾病。一旦發現了，最建議的當然是用常規的方式治療，例如開刀或是服藥，就可以把這個問題解決了。在接受這些醫療的同時，運用催眠給予身體正向的暗示，就有機會加速身體的復原。而想要讓催眠發揮最大的效果，就是要保持開放的胸襟，同時相信「奇蹟」的發生。

2　強調每個人對自我照顧及健康的責任

這是最基本的原則，但也常常被忽略了。如果一個人生活習慣不佳，熬夜、抽菸、酗酒、不知節制飲食、沒有規律的運動習慣，就會對身體帶來極大的壓力。再厲害的催眠師、再棒的催眠引導腳本，都不可能帶來真正的健康。再提醒一次，催眠的作用在於增強個人能力。

3　連結個人資源

每個人都是獨特的，雖然對身體健康的催眠引導有一般性的原則，仍然需要考慮每個人的差異性，尤其是個人的優勢。每個人都有獨特的生命經驗、對於事物的喜好，有些人習慣用圖像增強經驗，有些人對於聲音旋律有比較好的反應，也有些人對於身體感覺比較敏銳。因此在催眠隱喻中使用個人獨特的象徵符號，可以增強催眠引導的療效。

4　使用世界上最強效的藥物

它就存在兩耳之間——我們的大腦有無限的想像力，當我們能夠解放想像，不用現實的條件去限制它，就可以不設限地對身體提供健康的催眠暗示。接下來就是帶著好奇與期待，等待身體超乎想像的回應。

5　仔細選擇你使用的語言

語言具有強大的力量，然而負面的自我暗示常常在不經意中脫口而出，或是在心裡對話，所以我們要有意識地覺察這些自我暗示，甚至更進一步地選擇正向的自我對話。一旦有意識地將文字選擇性地編織進個人世界，會帶來強大的療效。

如果你想要運用催眠幫助身體變得更健康，請記得將催眠做為常規醫療的輔助，並不建議將催眠治療做為主要治療模式。

如何實際運用催眠，改善生理疾病或症狀？

將催眠運用在臨床醫療，已經有非常久遠的歷史傳統，古埃及和印度都有相關的文獻記載。十八、十九世紀催眠被用來治療疼痛、麻醉以及牙科治療。即使現代的醫療，催眠

仍然是重要的治療模式。

催眠可以用在疼痛控制、麻醉，減輕生產時的陣痛以及縮短分娩的時間，也可以在牙科和外科過程中，控制血流和疼痛，對於自律神經失調症狀改善也有很好的效果，包括：緩和大腸激躁症（irritable bowel syndrome, IBS）引起的痙攣和其他症狀、降低血壓和調節血流；還可以增強身體免疫系統和對抗外來入侵物的能力、減緩因化療所造成的反胃和噁心、減緩兒童及青少年偏頭痛的強度和頻率。對於一些生理疾病治療也有幫助，例如治療和減緩氣喘症狀、加速某些皮膚病的治癒、改善牛皮癬和異位性皮膚炎、腫瘤治療，以及手術及醫療處置的輔助醫療。

比較可惜的是，目前台灣並沒有足夠的醫療人員提供生理疾病的催眠治療。但我們還是可以透過自我催眠，緩解生理不適、促進身體健康，甚至達到治療的效果。

在開始改善生理疾病的自我催眠之前，要先了解發生疾病或身體不適的時候，我們的身體到底怎麼了？

我們用病毒性疣（warts）這個常見的皮膚病做例子。疣是因為皮膚或黏膜表皮層受到人類乳突病毒（HPV）的感染，在皮膚或黏膜表面生成一個隆起的皮膚病灶。目前最常用的治療方法是液態氮冷凍治療，造成皮膚與病毒的壞死，治療後可能會起水泡，病毒隨著水泡脫落後，皮膚就可以恢復原先光滑的表面，不會留下疤痕。

所以，病毒性疣在我們的身體「做」了什麼：
- 它是一種病毒感染、具傳染性的皮膚病，病毒侵犯到我們的皮膚或黏膜。
- 它會造成皮膚的隆起。
- 疣的存在需要皮膚血液的供應。

針對上述病毒對身體「做」的，就可以擬定催眠治療的策略，擬定治療策略時可以多一點創意，前面提到過，我們大腦的想像力可以引發身體適當的反應。

1. **增強身體的免疫力**：任何能夠提升免疫力的方法都是可以的。我們常用身體的防禦系統來比喻免疫力，所以可以是身體派出白血球防衛部隊戰勝病毒；也可以是身體釋放出抗體殺死病毒。
2. **將隆起削平**：用刨刀將木頭刨平，或用砂紙將木頭磨平。
3. **阻斷血液供應**：或許只是簡單地想像將水龍頭關上，或者是改變灌溉水道，將水引流離開疣的病灶處。甚至只是想像皮膚接受冷凍治療時，那種冰冷的感覺，將血流凍結了。

當策略擬定好了，接著就是執行。上面提到的各種治療策略，並不見得每一個都要用上，通常選擇病患個人最有感

覺、最相信的策略。最建議的進行方式就是寫好催眠腳本,並且事先錄音。

催眠腳本會包含幾個部分:第一是一般的催眠引導,讓自己進入舒服放鬆的催眠狀態;第二是將上述擬定好的策略放進催眠內容;第三是喚醒。錄音後就認真聽錄音,讓身體接受催眠暗示的療癒。通常,催眠治療並不會立即見效,最好每天都至少聽一次錄音,接受催眠暗示。這個自我催眠的治療策略,剛開始或許不是那麼容易擬定,可以找家人朋友集思廣益,一定可以找到適合自己的催眠暗示。

下面提供一段腳本,你可以自己錄製催眠引導錄音:

❝

療癒病毒疣自我催眠

請找一個安靜、舒適、不受干擾的地方,坐下或躺下。閉上眼睛,深深地吸一口氣,然後慢慢地呼出。讓你的呼吸自然地流動,每一次呼吸都讓你感到更加放鬆和平靜。

現在,將注意力集中在你的身體上,從頭到腳感受每一個部位的放鬆。感覺到你的頭皮放鬆,額頭放鬆,眉毛放鬆,眼皮輕輕地閉合。你的臉頰、嘴巴和下巴也都完全放鬆。每一次呼氣,都讓你感覺更加沉靜和安定。

接著,感覺放鬆蔓延到你的脖子和肩膀。你的肩膀自然地垂下,肩膀的壓力完全消失。感覺放鬆的波浪向下流動,

經過你的手臂、手肘和手指。你的手指尖也完全放鬆，所有的緊張和壓力都隨著每一次呼氣流走。

現在，感覺到你的胸部和背部放鬆。你的心跳平穩而有力，胸口隨著每一次呼吸輕輕地起伏。放鬆的感覺繼續向下流動，經過你的腹部和腰部。你的腹部柔軟而舒適，每一次呼吸都讓你感到更加安寧。

放鬆的感覺繼續向下，進入你的臀部和腿部。你的大腿、膝蓋、小腿和腳踝都完全放鬆。感覺到這種放鬆的波浪流到你的腳趾尖，所有的緊張和壓力都徹底消失。你現在處於一個完全放鬆、平靜的狀態。

現在，想像你的身體內部。看到你的免疫系統，這是一個強大的防禦系統。白血球就像是勇敢的士兵，他們在你的身體裡巡邏，隨時準備迎擊任何入侵的病毒或細菌。你感受到這些士兵的力量和決心，他們正全力以赴，戰勝體內的病毒，保護你的健康。

接著，想像你身體裡的抗體。這些抗體是特別設計來識別和消滅病毒的。他們像是身披戰甲的戰士，能夠精準地鎖定病毒，將它們徹底消滅。看到這些抗體在你的體內活躍地工作，保護你免受病毒的侵害。

現在，把注意力集中在那些疣上。想像你手中拿著一把刨刀，就像是木匠在刨木頭一樣。你輕輕地、穩穩地將疣的表面刨平。每一次刨削，都讓疣變得愈來愈平滑，最終與皮

膚表面完全一致。你感覺到這種刨削的過程是那麼自然和有效，疣的存在正在逐漸消失。

如果你更喜歡使用砂紙，那麼就想像你手中握著一片柔軟的砂紙。你輕輕地磨著疣的表面，一點一點地將它磨平。砂紙的觸感是那麼細膩和溫和，你感覺到每一次磨擦都讓疣變得愈來愈平滑，最終消失不見。

現在，讓我們阻斷疣的血液供應。想像你手中握著一個水龍頭，這個水龍頭控制著流向疣的血液。你輕輕地轉動水龍頭，慢慢地將它關閉。你看到血液的流動減緩，最終完全停止。疣失去了血液供應，就像一株被切斷水源的植物，開始枯萎、乾涸，最終徹底消失。

或者，想像你正在改變灌溉的水道。你巧妙地將水流引導到其他地方，讓疣失去水源。你看到疣因為沒有了水源而逐漸萎縮，最終完全消失。這個過程是那麼自然和有效，你感覺到皮膚恢復了健康和平滑。

你也可以想像疣正在接受冷凍治療。你感覺到那種冰冷的感覺，從疣的表面開始向內滲透。血液在這種寒冷中逐漸凝結，疣也因此逐漸凍結、萎縮，最終消失。你感覺到皮膚在這個過程中變得更加健康和平滑。

現在，讓我們開始回到清醒狀態。你仍然感到放鬆和平靜，但你也感覺到一股新的能量正在你的身體裡流動。每一次呼吸都讓你感到更加清醒和充滿活力。

逐漸地，將注意力回到你的身體上。感覺到你的手指和腳趾，輕輕地活動它們。感覺到你的手臂和腿部，讓這股新的能量在你的全身流動。

現在，數到五，當我數到五的時候，你將完全清醒，感覺到身體充滿能量和活力。你會記住這次催眠中的所有積極經驗，感受到身體的康復和健康。

1. 感覺到你的手指和腳趾，輕輕地活動它們。
2. 感覺到你的手臂和腿部，讓這股新的能量在你的全身流動。
3. 逐漸地回到清醒狀態，感覺到你的呼吸變得更加有力和平穩。
4. 感覺到你的心跳有力而穩定，你的意識變得更加清晰。
5. 睜開眼睛，完全清醒，感覺到身體充滿能量和活力。

你現在完全清醒，感覺到身體充滿能量和活力。記住這次催眠中的所有積極經驗，感受到身體的康復和健康。每天都至少聽一次這段錄音，讓身體接受催眠暗示的療癒。這個過程會逐漸幫助你改善健康，讓你感受到更加平滑和健康的皮膚。

我從國中開始對抗疣的經驗

我自己從國中開始,就深受疣這個小問題困擾,病灶是在我的手掌上。我接受的第一個治療是外科切除,但不久就復發了,之後也曾用過水楊酸貼片、電燒治療,但都無法斷根。在大學期間,開始有液態氮冷凍治療,是比較方便而且很有效的治療方式。

然而疣是很刁鑽的疾病,有時候一個病灶不去理它,過好幾個月甚至超過一年都不會變大。但一直在真的很煩人,受不了去接受冷凍治療,原本的病灶消失了,但很快地在別的位置又會發現新的病灶,這就是所謂「難治型的疣」(intractable warts)。對付難治型的疣,治療的方法就是催眠,於是我翻閱了催眠治療相關的書籍與文章,想要治療這個煩人的毛病,不過似乎效果並不顯著。

在一次大師督導班,我擔任薩德博士的案主,當案主的人可以選擇自己想要處理的問題,我便請薩德博士幫我做病毒疣的催眠治療。在非常輕度的催眠下,薩德博士先給我一些一般性的催眠引導,談到過去文獻記載病毒疣治療的催眠暗示。

疣的病灶就像一棵長在皮膚上的樹,所以策略就是將供應營養的管線切斷。催眠過程我想像自己接受液態氮治療時,皮膚上冰凍的疼痛感(這是我最信任的治療方式)。薩德博

士不經意地提到:「你的病毒會聽到你的話,你的病毒會有所反應。」坦白說,這次的催眠治療沒有太令人驚訝的感受,可以說絕大多數是在有意識的放鬆狀態下,薩德博士告訴我一些身體可能出現的反應,但並沒有完全說服我。

不過,我是非常聽話的學生,課程結束後的兩個月,一有空我就會聽著上課的錄音做自我催眠。除了想像冷凍治療的疼痛感覺,也會對我的乳突病毒說話:「消失吧!消失吧!」但我說得蠻心虛的。兩個月過去了,疣沒有任何的變化,而我仍然充滿期待。

兩個月後的一次例行檢查,出現不可思議的事情:我的B型肝炎表面抗原消失了,表面抗體出現了。意思是我對B型肝炎病毒產生免疫力,擺脫了原先的夢魘。老實說,我並不知道這是怎麼發生的,我的醫學訓練告訴我,這是一個美好的奇蹟。或許,我清除病毒的自我催眠發揮作用了,只是並非作用在我預期的疣,而是B型肝炎。

至於我的疣,則是依然原封不動,我終於認命地找皮膚科的同學接受冷凍治療,將它清除。無法運用催眠治療自己的疣,就成為一個小小的遺憾。幾年後的一次催眠教學中,我分享了催眠的生理疾病治療。就在課堂上,我發現了一個新長出來的疣,我一方面覺得它是故意給我難看,一方面又感到極度憤怒,於是狠狠地盯著它,心裡想著:「我要把你除掉!」很神奇地,過了幾天,那個病灶就脫皮掉了下來。

這又是一次有趣的催眠療癒體驗。

高中第一次抽血檢驗B型肝炎，我就是B型肝炎帶原者。比較精準的說法是，B型肝炎表面抗原陽性（HBsAg: +），B型肝炎表面抗體陰性（HBsAb:-），而B型肝炎核心抗體陽性（HBeAb:+）。這樣的檢驗報告，表示我曾經感染B型肝炎病毒，但並未產生免疫力，B型肝炎病毒在我的體內伺機而動，隨時有可能發動攻擊，傷害我的健康。比較欣慰的是，核心抗體陽性代表病毒較不具活性，沒有立即的傷害，但帶原是一輩子的事。台大醫院外科李治學教授最重要的發現就是，B型肝炎帶原者的長期追蹤顯示，帶原者會在帶原數十年之後演變成肝硬化，肝硬化的病患在數年之後就會演變成肝癌，生命就此終了。這對於B型肝炎帶原者的我而言，是一生無法擺脫的夢魘。

在我確認表面抗原消失、表面抗體出現之前，我一直有個遺憾，就是無法捐血。當我到捐血站奉獻出第一袋250c.c.全血時，我真的非常感恩這個機會。也在確認我已經沒有B型肝炎後，我將健康保險的風險等級降低，減少了一些保費的支出。

用催眠成功治癒身體的有趣案例

或許你會覺得這個方式匪夷所思，然而臨床上還有不少

有趣的實際案例。

案例1：差點做了催眠治療

艾瑞克森基金會一位優秀的老師丹・修特（Dan Short, Ph.D.）在一次課程中分享了一個有趣的例子。有一位女同事跟他說：「我差點帶我兒子去接受催眠治療。」丹問她為什麼？她說：「我的兒子一直受到疣的困擾，接受冷凍治療，但仍然不斷復發，最後皮膚科醫師建議接受催眠治療。我立即預約了兩個星期後的催眠治療，但我的兒子非常不以為然，他認為催眠治療根本就是無稽之談。為了讓兒子接受催眠治療，我每天都努力勸說：『這沒有什麼，不過是一個很棒的人跟你說說話，你的疣就會消失了。』我兒子依然不為所動。然而預約治療的前一天，神奇的事情發生了，兒子的疣突然消失了！所以我說『差一點』去接受催眠治療。」

丹對她說：「原來是妳幫兒子做了一次很棒的催眠治療，妳就是那個每天跟他說說話、很棒的人，而你兒子選擇了他喜歡的催眠治療師。」

案例2：找不到敵機了

有一個小男生，腦部長了一個腫瘤，因為位置很深，無法接受手術切除。雖然暫時沒有明顯症狀，但也因為無法接受任何治療，似乎只能坐等腫瘤變大。男孩的爸爸帶他找到

一位心理治療師，治療師詢問男孩的志願，他說他想要成為一位戰鬥機飛行員。治療師請男孩想像自己就是戰鬥機飛行員，而他的腫瘤細胞就是敵機。男孩開著他的戰鬥機對抗敵機，學習如何將敵機擊落。男孩覺得這個遊戲很有趣，治療師告訴他回去有空就可以玩。

男孩每天都認真玩戰鬥機飛行員的遊戲，直到有一天他突然找不到任何敵機了，他就跑去告訴爸爸。此時已經遠遠超過醫師宣告他可以存活的日子，爸爸帶他回去接受檢查，醫師發現男孩的腫瘤消失了。

案例3：一百萬燭光的火焰

茱蒂是35歲的女性，因為子宮腫瘤造成大量出血，醫生認為需要做子宮切除手術。但她才剛再婚，希望能夠再懷孕有小孩，並不想要做子宮切除手術，因此被轉介給艾瑞克森醫師的學生貝瑞塔夫婦（Norma Barreta and Philip Barreta）接受催眠治療。

當茱蒂被問到：「你認為怎麼做會有效？」她回答：「熱，我就可以把這個腫瘤燒掉。」按照茱蒂的想法，催眠產生了「一百萬燭光」的火焰，她把這把火焰移動到她的子宮。在第三次催眠中，茱蒂要求治療師把手放在她的腹部，治療師感受到她腹部強烈的熱度。經過了六次治療，茱蒂回去找婦產科醫師檢查，發現她的子宮腫瘤消失了。

醫師認為茱蒂是罕見的案例,並認為催眠與腫瘤消失無關。

請注意:燭光是亮度的單位,並非熱度的單位,但重要的是病患內心相信有效,才會發揮作用。

醫學講究一分證據說一分話,但這往往只能帶給病患和家屬沒有保證甚至絕望的預後說明,因此讓另類療法有了空間。我在學習催眠的過程中,常有機會接觸到熱衷另類療法的人士,想和我談催眠的神奇療效、前世今生等非科學的議題,都讓我感到不自在。我的專業自我認同是醫師,希望催眠這項科學的治療技術也能夠得到同儕的認同。我的B型肝炎表面抗原消失,帶給我的啟發是:開放地瞭解自己身體和心理的可能性。

4── 催眠疼痛控制

疼痛是影響身心健康重要的議題，住院病人都要例行性地評估疼痛程度，為自己當下疼痛的程度做1到10等級的評量。自古以來就有許多運用催眠方式止痛的案例，最有名的應該是華佗為關公治療箭傷，關公捲起衣袖一邊跟別人下棋，一邊讓華佗為他刮骨療毒，整個過程並未使用任何麻藥。

人對於疼痛的感受是非常主觀的，同時也可以有很大的彈性。在某些特殊的情境下，身體其實遭遇極大的疼痛，但仍然可以正常地運作。例如在戰場，士兵全心投入戰鬥，可以忘記身上的痛，直到戰鬥結束才發現自己受了重傷。相反地，在焦慮或煩躁的情緒下，原本極小的疼痛也可能被放大，帶來極大的痛苦。例如容易緊張的人，接受牙科治療時，可能坐上診療椅就已經受不了。

運用催眠來止痛

現代醫療發展之初，催眠因為可以調節情緒以及身體的感受，就常常被運用在外科手術以及牙科的治療，催眠所具

有的舒緩情緒作用,也有助於止痛的效果。

將催眠運用在疼痛控制的原則,跟生理疾病的處置是相同的。催眠應該融入原本的醫療系統,而非成為一個獨立的處理模式。疼痛控制通常需要家人的合作,並且運用催眠加強其他心理社會治療效果。病患必須藉由一系列的活動以改善疼痛的經驗,不是只靠一兩次的催眠就能夠完全解決問題。

運用催眠做疼痛控制,通常不需要深度催眠,光是進入輕微的放鬆催眠狀態,就足夠對催眠有很大的幫助。為病患安排一系列的活動,當他實行時可以調節疼痛的經驗,病患不再是被動地等待催眠治療師的指令,而是主動參與改善疼痛的重要人物。**相信病人有資源來調節控制疼痛,疼痛只是一個過程,而不是無法改變的東西。**

再增強是需要的,為了提升催眠治療的效果,催眠治療時錄音,做為病患治療間自我練習的工具,會很有幫助。

疼痛自我管理策略

疼痛的管理是一個積極的過程,你可以通過自我調節和參與來改善疼痛的經驗。以下是一些具體的方法,可以用來進行疼痛的評估和控制:

1 評估疼痛的意義

○ **自我評分**:使用1到10的指標來評估疼痛(Pain)的程

度和感受到的痛苦（Suffering）程度。可以每日或每次疼痛發作時記錄下這些分數，以便追蹤疼痛的變化。

- 理解差異：有時疼痛的分數不高，但痛苦程度卻很高，這說明疼痛的存在對你而言是難以接受的。你可以通過這種方式更清晰地認識自己的疼痛，並設定目標。通常建議先以將疼痛減輕到可以忍受的程度為目標，而不期待完全沒有疼痛，讓自己先能夠與一些疼痛的感覺共處。這樣比較不會將注意力放在疼痛上，反而有機會疼痛完全消失。

2 **詳細描述疼痛**
- 位置和特徵：可以仔細描述疼痛的位置、大小、形狀、是否有邊界等。還可以描述疼痛的品質，例如壓迫感、刺痛感、溫度高或低、是否會隨著脈搏跳動改變強度等。
- 正念冥想：通過詳細描述疼痛，可以更清楚地面對疼痛，這有助於減少不適感，如同正念冥想一樣，關注當下的真實感受，不急著要改變疼痛，疼痛反而常常會超乎意料地減緩。

3 **類比和聯想**
- 形象化疼痛：可以將疼痛形象化，例如疼痛像什麼？讓你想起什麼？如果疼痛是一個顏色、植物、工具或一首歌，那會是什麼？這些主觀的感受有助於理解並

調節疼痛。

- **創造性處理**：可以運用這些聯想來找到調節疼痛的方法，如果疼痛就像一把火，或許可以想像在火的旁邊灑水，冷卻溫度而減緩疼痛的強度。

4 **期待與動機**
- **設定目標**：根據自己的期待設定治療目標，如希望在某段時間內減少疼痛或提升某些活動的能力。
- **增強動機**：利用自己的動機來加強治療效果，告訴自己有能力控制和調節疼痛，讓自己積極投入改善疼痛的過程，而非被動地忍受疼痛。

5 **自我催眠與放鬆練習**
- **輕度放鬆催眠**：進入輕微的放鬆催眠狀態，可以有效地幫助控制疼痛。病患可以在安靜的環境下，通過深呼吸和放鬆技術讓自己進入放鬆狀態。
- **錄音練習**：錄製催眠引導錄音，在日常生活中反覆聽這些錄音來進行自我練習，強化催眠效果。

6 **主動參與改善疼痛**
- **設計活動**：設計一系列有助於減輕疼痛的活動，如輕度運動、深呼吸練習、冥想等，並在疼痛發作時進行這些活動。
- **自我資源**：相信自己有資源來調節和控制疼痛，將疼痛視為一個過程，而不是一個不可改變的事物。

通過這些策略,可以更積極地管理和控制疼痛,減少對疼痛的恐懼和無助感,提升生活質量。每天都至少進行一次自我催眠練習,逐漸增強對疼痛的控制能力,最終達到理想的治療效果。

我從小的偏頭痛困擾

我從小學開始就受到偏頭痛的困擾,往往在月考前發作。發作時除了隨著脈搏節奏的強烈頭痛,還會伴隨著嚴重的嘔吐,從發作到結束大約需要一兩天的時間。而發作前會有明顯的前兆,就是視野的某些部分看不見,當前兆結束就開始進入不舒服的偏頭痛。這個狀況持續到在醫學院上課,神經科教到偏頭痛,我才知道原來我的症狀是偏頭痛。很有趣的是,當我知道這是偏頭痛之後,就有好幾年的時間不再發作。

後來偶爾出現視野看不見的前兆,我就會刻意放下手邊的工作,讓自己放鬆休息。有一次出現前兆,我開始靜坐調節,並且跟當時念國中的女兒說:「我的偏頭痛可能要發作了。」女兒跟我說:「你會偏頭痛是不是壓力太大了?」這給我很大的提醒,我要更仔細注意生活作息給身體帶來的壓力感覺,而最有效的方法就是養成每天早上靜坐的習慣。

菲利浦・貝瑞塔有一次拜訪艾瑞克森醫師時,艾瑞克

森醫師觀察到菲利浦左手的動作有異樣，很可能是關節炎。艾瑞克森醫師刻意地觀察了一段時間後說：「我每天早上醒來，都會花一小時照顧我的疼痛。」菲利浦在該次拜訪之後，每天早上都會用熱水浴「照顧」自己的左手。四十年之後，他的左手都還可以忠實地為他服務。

艾瑞克森醫師是一位催眠高手，常常運用催眠改善病患或學生的生理病痛。而他自己也因為小兒麻痺的後遺症，肌肉萎縮、軀幹扭曲，深受疼痛之苦。曾經有學生問他：「你都怎麼改變你的疼痛？」艾瑞克森回答：「**我完全接受我疼痛原本的樣貌，並不會改變它。**」這真是充滿禪意的態度。

第三章　催眠幫助人生喜悅

引言 ── **用催眠保養心理的健康**

在了解如何運用催眠幫助身體健康後,接著進入我比較熟悉的心理健康領域。當人們因為情緒問題就診,催眠可以非常有效率地為他們排除情緒障礙,恢復愉悅的心情。通常人們到精神科就診時,都是處於一個負面的自我催眠狀態,而催眠是改變狀態的工具,運用催眠就可以協助他們回到正面的狀態。

以憂鬱症的人為例,他們的情緒是低落的,身體蜷縮,也不太會動,眼光是向下向內的,思考負向,會特別注意到不好的狀況,注意力停留在過去的時間,社交退縮。催眠治療師的任務,就是幫助他提升情緒,讓他抬頭挺胸,眼睛看向前方,注意力放在當下美好的事物。或許不需要將每個面向都反轉,他就會感受狀態的改變,而脫離催眠的狀態。

我們不只會對身體暗示,也往往不經意地對自己的心情暗示。這些暗示並沒有對或錯,都只是一個信念或想法。我們要做的是對自我暗示有所覺察,了解每個自我暗示帶來什麼樣的影響,如果是有害的,就要想辦法加以改變。如同前一章所說的,不只要記得保養身體健康,也要保養心理的健康。

1 ── 聚焦的就會放大

　　我還在醫院工作時,醫院提供市政府同仁一個身心健康的服務,三個小時活動的最後,是來到一間地板教室,由我介紹如何運用催眠促進身心健康。每次我都會詢問在場的夥伴一個問題:「每天早上會對自己說:『今天又是美好的一天!』的人請舉手!」每個場次大約有20位同仁,舉手的都不會超過3個。這的確令人憂心,因此我都會竭盡所能,透過催眠讓更多人能夠在離開前願意開始對自己說:「今天又是美好的一天!」

　　其中有一個場次令我印象深刻,因為在場的幾乎每個人都舉手,我知道這群人不是平日的市政府同仁,特別詢問他們從哪裡來,答案是基督教的志工團體。

　　就統計學來說,這的確是完全兩樣的族群。市政府的同仁比較不容易給自己「今天又是美好的一天!」的自我暗示,而教會的志工們每個人都會這樣跟自己說。或許你會這樣想,兩個例子之所以有不同的自我催眠暗示,是受到環境的影響。的確,我們的狀態很容易受到環境影響,如果每天處在極大的壓力下,必須處理許多困難的情境,甚至無法掌

控情境而感到絕望，想法就會變得悲觀，情緒低落，身體也會變得緊繃無力，缺乏能量，進入負面的狀態。在負面的狀態下，無法將潛能充分發揮出來，無法達成自己的期待，就會對自己有更負面的評價，造成惡性循環。

如何擺脫負面情緒的惡性循環？

想要脫離負面的狀態，讓自己處在正面的狀態下，有一些不同的選項，包括：改變自己所處的環境，或是改變自己的狀態。或許你會說，改變環境談何容易，往往再怎麼努力，環境依然困難，尤其是在工作的情境，並不是那麼輕易說走人就走人。所以，我們就要思考第二個選擇：如何改變自己的狀態。

如何改變呢？

不論你每天早上跟自己說：「每天我都會遇到一個讓我開心的人！」或是對自己說：「每天我都會遇到一個讓我生氣的人！」都沒有所謂的對或錯，而是這個自我暗示會帶來什麼樣的影響。

假設你跟自己說：「每天我都會遇到一個讓我開心的人！」很自然地，你會期待那一位讓你開心的人出現在面前，這個期待會引導你用開心、興奮的心情，帶著笑臉迎接遇到的每一個人。當對方看到你的笑臉，就會激發大腦中特

殊的神經細胞「鏡像神經元」（mirror neurons），刺激臉部肌肉的收縮，模仿你的笑臉，也以一個笑臉回應你，這樣你就可以很快遇到那一個讓你開心的人。

這個自我暗示得到驗證，為自己帶來愉悅的心情，就會增強你對這個暗示的信念。一個簡單的信念，就是如此帶來身體的正向反應，以及可以引發身邊正向氣氛的行為；而獲得相對應的回應，為自己帶來愉悅的心情，又增強了這個信念。

催眠是「知覺聚焦的狀態」，也是改變狀態最好的方法，而且聚焦的就會放大。如果想要維持在愉悅正向的狀態，就要了解自己愉悅時的狀態是怎麼樣，頭腦如何思考、身體如何感覺、會採取什麼行動來對應愉悅的心情。學習催眠讓我們更能覺察自己的狀態，並且清楚想要達到的正向狀態。

2 ── 自我對話──Yes！

語言具有強大的威力，對自己和身邊的人都會有所影響，如果想要維持喜悅的心情，當然要常常和自己進行正向的自我對話。問題是一般人常常不經意地使用了引發負面思考的語言而不自知。

由亞伯特‧艾利斯（Albert Ellis）創立的「理性情緒治療」（Rational Emotive Behavior Therapy）提到了核心的非理性信念，我們可以從這些非理性認知當中，了解語言如何影響我們的情緒。

- 一個人做的每一件事，一定要贏得所有人的喜愛。
- 有些行為是很糟糕或很缺德的，做這些事情的人，必須受到嚴厲的懲罰。
- 當事情不按照我們想要的那樣進行時，是很糟糕的。
- 人們應該為那些危險或是可怕的事感到煩惱。
- 可能的話，逃避生活問題比面對生活問題好些。
- 一個人必須在某些方面，比自己所依靠的強或有力。
- 一個人必須在各個方面都完全勝任、理性，並且達成

目標。
- 因為某件事情曾經影響了某人的生活,所以這件事會一直無限期地影響他的生活。
- 一個人必須能夠完全且確實的自我控制。
- 惰性與無為可以讓人感到快樂。
- 事實上我們幾乎無法控制自己的情緒,也無法擁有某些想要的情緒。

非理性信念常常出現這些詞:「必須」、「一定」、「應該」、「不可以」、「絕對」、「完全」,以及「總是」。你可以感受一下,用含有這些詞的句子對自己說話,會是什麼樣的感覺。

「我必須照顧到所有的家人。」
「我一定要成功!」
「我應該要注意到的。」
「我絕對不可以犯錯!」
「我必須負完全的責任。」
「我總是做不好。」

這樣的句子會讓人失去彈性,帶來壓力,情緒自然變得非常的緊繃。然而在我們的成長過程中,父母師長期待我們

能夠更好,就會使用這些詞對我們說話,我們無形中也就養成這些習慣,而沒有覺察這些句子帶來的負面影響。當我開始學習催眠,專注在催眠語言的學習,發現催眠語言模式可以改變這個負面自我對話的習慣。

因為催眠是自我和內心互動的過程,在這個過程中,你需要與自己進行對話,從而更好地接受暗示和進入放鬆狀態。以下是一系列自我對話的示例,可以幫助你在自我催眠過程中達到理想的效果。

> 引導自我對話:
>
> 今天我閱讀到這裡(Yes),心中或許有許多新的發現(Yes),而我可以有不同的感受和想法(Yes)。或許我還在思索會有什麼發展(Yes),而我期待能夠幫助自己(Yes)。如果我願意,我可以共同努力尋找可行的方案(Yes)。

達到「是的」效果的原則

在自我催眠的過程中,可以使用一些特定的語詞來增加自我接受暗示的機會,這有助於鼓勵自己進入放鬆狀態。

1. 許可助動詞(permissive verbs)——例如可以、可能、

或許……
- 我**可以**聽到自己說話的聲音。
- 我的身體**可能**會有不同的感覺。
- 我的頭腦**或許**正在思考著新的可能性。

2. 副詞（adverbs）——**例如漸漸地、輕易地、輕鬆地**……
   - 我**漸漸地**感受到舒服的感覺。
   - 我的心可以**輕易地**體會到這種放鬆。
   - **輕鬆地**坐下來是一個美好的經驗。

3. 形容詞（adjectives）——**例如有趣的、有意義的、好奇的、驚訝的、舒服的、很享受的**……
   - 我可以為自己安排一個**有趣的**旅程，這對我是**有意義的**、令人感到**好奇的**。
   - 或許這種**舒服**的感覺會以一種令我**驚訝的**方式出現。
   - 這會是一個**很享受的**催眠旅程。

4. 名詞或動詞（nouns or verbs）——**例如期待、改變、舒服、吸引、了解、知道、能力、察覺、經驗。**
   - 我**期待**的改變或許會為我帶來**舒服**的感覺。
   - 這種感覺**吸引**著我更加**了解**內心世界。
   - 我**知道**自己有**能力察覺**這一切，這是一個美好的**經驗**。

> 具體的自我對話示例:
> 現在,我可以讓自己進入一個放鬆的狀態。我可能會感覺到我的身體變得愈來愈輕鬆。我可以輕易地讓自己的心沉靜下來,這是一種舒服的感覺。
> 或許,我會發現這種放鬆是如此的有意義,讓我感到好奇和驚訝。我可以期待這種改變,知道自己有能力察覺到這一切。我會輕鬆地坐下來,享受這段催眠旅程,並從中獲得美好的經驗。

通過這樣的自我對話,我可以逐漸進入深度的放鬆狀態,並更好地接受暗示,從而達到理想的催眠效果。

這些詞語提供一個邀請的氣氛,給人選擇的自由,就算不是直接接受暗示,心中仍會對這些話出現「是的」的反應。這樣的原則對我們的情緒有相同的正向影響,可以擴大內心空間的可能性,包容所有正向與負向的情緒與想法。

相反地,另外一些語詞會減少彈性,帶來壓力,增加說「不」的機會,在催眠甚至平時的對話中,都要盡可能少用。這些語詞包括「應該」、「必須」、「不可以」和「不能」等等。這些會帶來壓力的詞,正是非理性信念常會使用到的,如果你能夠參考上面這些原則,相信說出來的話會更有說服力,也自然可以為自己和身邊的人帶來正向的影響。

當了解到語言的使用對於情緒會有細緻的影響,就可以有意識地選擇我們使用的語言,讓自己與身邊的人有更多選擇的彈性,帶來輕鬆愉悅的心情,共同創造一個祥和寧靜的環境。

3 ── 緩和負面狀態

但是當負面狀態太過強烈,正向聚焦並不是那麼容易的事。如同開車的時候,一邊踩著油門一邊踩著煞車,會造成能量的內耗。前面曾經提到,如果想讓一部倒退的車子前進,不能直接將車子放在前進的檔位,而是要先煞車讓車子停下來,放到空檔的位置。催眠就具備這樣歸零放空的能力,想要透過自我催眠進入這個歸零放空的狀態,要先對於催眠師如何引發催眠的現象有所認識。

進入催眠會出現哪些現象?

催眠師引導案主進入催眠會出現一些特定的催眠現象,可以分成四大類:

1　引導注意力

催眠師與案主見面一開始就要想辦法吸引對方的注意力,並且適當地引導案主的注意力。以一個焦慮的人為例,通常他的注意力是放在外面,是分散的,也比較容易放在

未來，這樣他就沒辦法聚焦。催眠引導通常會請案主閉上眼睛，減少外在的刺激，接著讓他注意身體的感覺，例如自己呼吸時身體自然的起伏，身體的重量，或是肌肉的張力。但不需要刻意地要求案主放鬆，只是簡單地專注在身體的感覺，不去勉強他，很大的比例身體就會自己放鬆下來。原本紛亂不受控制的思緒，會漸漸平息放空，心情也會跟著平靜下來。

因此只需要將案主向外發散的注意力，向內聚焦引導到這個當下的經驗，就可以大幅地減少原本焦慮的感受。

2　改變強度

催眠可以改變經驗的強度，增強或是減弱。我們希望增強正向舒服的經驗，而減弱負面的經驗。如果案主表示他變得比較放鬆，我們就要放大這個放鬆的經驗，以下提供一個很簡單的方法：

當案主回應：「我覺得比較放鬆。」我會說：「真正地放鬆！」或是「非常地放鬆！」這樣就可以把現有的正向經驗放大。催眠師如同金飾師傅，當他拿到一小塊金子，就會運用金子的延展性，讓金子盡可能伸展變大。

相反地，如果案主說：「我很緊張。」我可能的回應是：「你有一個緊張的感覺。」這麼做可以縮小籠罩案主的負面情緒。用英文會比較容易理解這樣的效果：我很緊張（I am very nervous.），這個句子使用了 be 動詞，案主整個人就等於緊張。你有一個緊張的感覺（You have a nervous feeling.），你感覺到緊張（You feel nervous.），這時候緊張就只是案主的一部分，而非全部。

3 產生解離

解離是催眠非常特殊的一個現象，包括兩種形式。可以是「就這樣發生了」（It just happened.），案主會報告：「這時候我突然想起幼稚園的一個同學。」或是「一部份但又分開了」（A part and apart from），案主可能不自覺地舉起了他的手，這時候他的手還是他的一部分，但卻可以有自己的意識與動作，與案主分開了。

為了產生解離的催眠現象，我們可以使用「解離陳述」（dissociation statement）這個間接語言模式。基本的公式像這樣：「你的心可以感覺緊張，而你的身體可以做一個深呼吸。」第一句承認了案主當下的狀態，而第二句引導案主去做一件簡單的事。這麼做表示看見、承認並接納原本感到困擾的負面狀態，讓這個負面狀態有一個立足點，接著就可以試圖轉個方向，朝正面的目標前進。

日常生活中常見的解離現象都是比較病理性的，例如：解離性失憶、運動功能障礙、感覺障礙、或是最嚴重的解離性人格障礙。解離現象的出現通常是一個保護機制，當張力

到難以承受的衝擊或壓力,解離現象的出現可以將過大的壓力隔絕,讓當事人承受得住。而我們可以有意識地運用解離的原理,將負面的情緒局限在可以控制的範圍,讓案主找到讓正面情緒發展的空間。

運用解離這個催眠現象,可以包容正向與負向的狀態,就能夠展現以全相的態度去面對生命的可能。而非一味地強調正面的部分,忽略了負面的存在。**所有的想法與情緒,不論是正面或是負面都有它出現的正向意圖。唯有擴大包容性,才能夠接住負面的部分,進一步認識它存在正面的意圖。一旦能夠以安全的方式滿足這個正面意圖,這個負面的狀態就不再是問題,而將會進一步成為強大的資源與力量。**

4 引發反應

當催眠師對案主發出催眠暗示,最重要的就是引發案主的反應。如果催眠師期待發生的反應是放鬆,但是當下案主是非常緊繃的,直接給一個放鬆的指令是很難達到效果。因此我們可以稍微做一點點的路線調整,先接受案主當下的狀況,接著將案主的注意力轉移到不那麼有壓迫感的地方,接著再引導逐漸靠近目標。

這是一個例子:「當你坐在這裡聽我對你說,你可以做一個深呼吸;在你吐氣的時候可以感受肌肉的張力;當你感受到肌肉的張力,你可以逐漸放鬆你的身體。」透過這個方

式,帶領案主逐漸離開當下負面的狀態。

運用這個原則,當我們自己處在一個負面的情緒,我們可以先承認它的存在。接著將注意力放在比較中性的任何事情上,可以是我們身體的任何一個五官感受上面,看到、聽到、身體感覺到、聞到、或是口腔的味覺,也可以是當下的狀況:「我正坐在椅子上」;再逐漸轉移注意的位置,最後轉向較為正面的經驗。

利用自我催眠創作自己的催眠現象

了解到催眠師如何為案主創作催眠現象,我們也可以依照類似的方式創造自己想要的催眠現象。

1 引導注意力

進行自我催眠時,要如何引導自己的注意力呢?

有一個運用五官有趣的54321練習。

舒服地坐在椅子上,開始注意當下5個視覺經驗,例如:我看到牆上的畫,我看到前面的書桌,我看到書桌旁邊的茶几,我看到椅子,我看到我的雙手放在大腿上;接著注意當下5個聽覺經驗,例如:我聽到房間外面有人走動,我聽到冷氣的聲音,我聽到電腦的聲音,我聽到自己的呼吸聲,我聽到自己心跳的聲音;接著注意當下5個身體感覺經

驗，例如：我可以感覺身體坐在椅子上，我可以感覺到雙腳踩在地板上，我可以感覺到雙手放在扶手上，我可以感覺到呼吸身體的起伏，我可以感覺到空氣進入我的胸腔。這樣就完成了第一輪眼睛、耳朵、以及身體各5個經驗。接著再依照眼睛、耳朵、以及身體的順序，各注意到4個經驗，可以與第一輪重複或不重複。接著第三輪各3個經驗，第四輪各2個經驗，以及第五輪各1個經驗。經過這個完整的過程，通常就可以讓自己的注意力聚焦在這個當下，進入平靜舒服的狀態。

2　改變強度

自我催眠時，通常我們會期待有正面的體驗，例如：舒服、放鬆、輕鬆、愉快或是專注。

如果以舒服與放鬆做為我們的目標，就可以對自己說：

「我期待有舒服放鬆的感覺，很好奇這個感覺會在身體的哪個部位出現，也許在胸口，也許在腹部，也許在背部或是腰，也許是手腳感覺舒服放鬆了。或許我先感受到胸口舒服的感覺，我可以花些時間專注在這個舒服的感覺，注意這個感覺會如何發展、擴大、變得更明顯。或許更進一步轉變成一種溫暖的感覺，繼續擴散到身體其他部位。隨著對這個舒服放鬆感覺的專注，讓這個感覺變得愈來愈明顯，愈來愈舒服。」

3　產生解離

解離是催眠中非常特殊的一個現象，可以通過兩種形式來實現。一種是「就這樣發生了」，例如，可能是突然想起幼稚園的一個同學。另一種是「一部分但又分開了」，例如，可能會不自覺地舉起了手。

為了產生解離的催眠現象，可以使用間接語言模式。基本公式如下：「我的心可以感覺緊張，而我的身體可以做一個深呼吸。」這句話承認了當下的狀態，然後引導我去做一件簡單的事。這樣做表示承認並接納原本感到困擾的負面狀態，然後轉向正面的目標。

日常生活中常見的解離現象通常是比較病理性的，例如：解離性失憶、運動功能障礙、感覺障礙、或解離性人格障礙。解離現象的出現通常是一個保護機制，當面對難以承受的壓力時，解離現象的出現可以將過大的壓力隔絕，讓自己承受得住。運用解離的原理，可以將負面的情緒局限在可以控制的範圍內，找到讓正面情緒發展的空間。

自我催眠要出現解離是有一些難度，但我們可以運用這個原則，「接住」當下相對負面的經驗，再將注意力轉移到相對不那麼負面的經驗。如果我感到頭部有沉重疼痛的感覺，就可以這麼做：

「我的頭可以感到沉重，而我的胸口可以做一個深呼吸，因為我可以有許多不同的感受。我的頭可以感到疼痛，

而我的心可以探索不同的可能，因為人是可以有無限的彈性。我的身體可以有感覺，而我的心可以遨遊，因為我是自由的。」

4　引發反應

自我催眠時，最重要的是引發內在的反應。如果我期待的是放鬆，但當下非常緊繃，直接給自己一個放鬆的指令可能很難達到效果。因此，我可以先接受當下的狀況，接著將注意力放在一個相對中性的現象，然後將注意力轉移到不那麼有壓迫感的地方，逐漸引導自己靠近目標。

這是一個例子：「當我坐在這裡，我可以做一個深呼吸；在吐氣的時候，可以感受肌肉的張力；當感受到肌肉的張力時，可以逐漸地放鬆身體。」通過這種方式，可以逐漸離開當下的負面狀態。

運用這個原則，當處在負面的情緒中，可以先承認它的存在。然後將注意力放在比較中性的任何事情上，可以是身體的五官感受，看到、聽到、身體感覺到、聞到、或是口腔的味覺，也可以是當下的狀況，例如「我正坐在椅子上」；再逐漸轉移注意的位置，最後轉向較為正面的經驗。

如果我想讓自己放鬆下來，我可以思考跟放鬆相關的動作有哪些？讓自己按部就班做這些動作，就很容易讓自己放鬆下來。

我感覺到自己坐在這張椅子上。當我坐在這張椅子上，我可以慢慢地閉上眼睛。當我閉上眼睛，我可以為自己做一個深呼吸。當我做一個深呼吸，我可以放鬆胸口的肌肉。當我放鬆胸口的肌肉，我可以注意到背部的肌肉跟著放鬆下來。當我注意到背部的肌肉放鬆下來，我可以注意到這個放鬆的感覺延伸到腰部。當我注意到腰部放鬆的感覺，我可以讓自己更安穩地坐在椅子上。當我安穩地坐在椅子上，我可以再次為自己做一個深呼吸。

透過對當下的覺察，並且將當下的經驗做為一個基礎，逐漸堆疊舒服放鬆的體驗，這麼做就可以不需要事先擬定自我催眠腳本，而依據實際經驗為自己發展出符合當下情境的催眠體驗。

自我催眠總結

通過以上步驟，可以有效地進行自我催眠。引導注意力、改變經驗的強度、產生解離、引發反應，這些方法都可以幫助我們更好地進入催眠狀態，從而達到放鬆和療癒的效果。每天進行自我催眠練習，不僅可以減少負面情緒，還能增強正面體驗，提升整體生活質量。

4 ── 轉換負面情緒

　　大多數人運用前面的方法，都可以改變自己的狀態，並且持續維持在正面的狀態，但也有些人做不到。這些人雖然在理性層面，知道維持正向的狀態是比較好的，但是內在卻有一個強大的驅動力，把他們推向負面的狀態，這時候用正向思考或是正向聚焦的方式，並無法達到預期的效果。會發生這種情形，往往跟過去的生命經驗有關，我們如果能夠先認識過去生命經驗帶來的負面影響，並加以化解，就比較容易往正面的方向發展。

　　當我們遇到負面的情緒，通常都會想辦法消除。然而當負面情緒過於強烈，消除掉並不是那麼容易，如果持續存在，我們就可能產生第二層情緒，比如沮喪、憤怒，甚至是挫折，這樣糾結的情緒就更難解開了。這時候催眠可以有很大的幫助。

　　在一般的意識狀態下，我們會有「對錯」、「好壞」二元對立的習慣，兩種想法無法並存，還會造成衝突，這樣的衝突就會帶來負面的情緒。

　　但是透過催眠，進入放空歸零的狀態後，我們可以想像

內在的心靈空間逐漸擴大,所有的想法、情緒都被包容,都有立足的空間,可以完全展現,不受限制,最後就可以平靜地安定下來。

這麼說有一些抽象,具體該怎麼做呢?

轉化負面情緒的好方法 —— 教練狀態

由史蒂芬·吉力根(Stephen Gilligan)以及羅伯特·狄亞茲(Robert Diltz)發展的「教練狀態」(COACH State)是個好方法。教練(COACH)是五個英文單字的縮寫,也可以是整個體驗的五個階段:

1. Center:中心、重心
2. Open:開放
3. Aware:覺察
4. Connect:連結
5. Hold:包容

首先,我們選定一個想要面對的負面情緒,例如:焦慮、沮喪,或是憤怒。如果你之前沒有自我催眠的經驗,建議選擇一個相對輕微的負面情緒,再逐漸面對較為強烈的負面情緒。

選定要面對的情緒後,找一個不被打擾的時間與空間,為自己準備一張舒服的椅子,依照下面的步驟進行。

步驟1:中心、重心(Center)

讓自己舒服地坐下來,雙腳平穩地踩在地板上,盡可能讓身體的姿勢是平衡對稱的,雙手可以放在大腿上或是椅子的扶手上,然後閉上眼睛。慢慢地深呼吸,當你吸氣的時候,把氣吸進丹田,讓能量灌注到丹田;當你吐氣的時候,讓能量擴散到身體的每一個部位。繼續深吸深吐,吸氣時讓能量灌注丹田,吐氣時讓能量擴散到身體的每一個部位。丹田是你身體的重心,繼續將能量灌注到丹田,感受到自己的重心是平衡穩定的。隨著呼吸,感覺到愈來愈平衡,愈來愈穩定。你可以把丹田重心當作所有一切的基礎,在你需要的時候隨時回到這個地方,找到平衡穩定的感覺。

在你確定自己已經平衡穩定之後,就可以進入第二個步驟:開放。

步驟2:開放(Open)

接著把注意力移到胸口,慢慢地吸氣,讓空氣充滿了你的胸口和肺部,讓能量灌注你的心,當你吐氣的時候,讓能量擴散到身體的每一個部位。繼續慢慢地深呼吸,吸氣時讓能量灌注你的心,吐氣時讓能量擴散到身體的每一個部位。

當你繼續將能量灌注到心，可以讓自己逐漸開放，面對許多不同的可能。隨著你的呼吸，感覺到你的心愈來愈開放，能夠面對許多不同的可能。或許你需要一些時間，感受到能量充滿你的心，感覺到愈來愈開放，愈來愈有彈性，能夠面對許多不同的可能。你可以把心當作另外一個基地，在你需要的時候隨時回到這裡，找到開放有彈性的感覺。

在你確定自己能夠開放面對許多不同可能性的時候，就可以進入第三個步驟：覺察。

步驟3：覺察（Aware）

接著把注意力放在頭腦，慢慢吸氣，將空氣吸進頭腦，讓能量灌注頭腦，吐氣的時候，讓能量擴散到身體的每一個部位。繼續慢慢地深呼吸，吸氣的時候能量灌注頭腦，吐氣的時候讓能量擴散到身體的每一個部位。當你繼續將能量灌注到頭腦，可以感覺到自己更加清醒覺察。隨著你的呼吸，感覺到你的頭腦愈來愈清醒覺察，能夠更冷靜地面對所有的一切。你可以把頭腦當作另外一個基地，在需要的時候隨時回到這裡，讓自己感覺到清醒覺察。

確定自己能夠保持清醒覺察之後，讓自己很仔細地感受身體中心線的三個中心點：丹田、胸口，以及頭腦。繼續慢慢地深呼吸，感受到能量在身體中心線的這三個中心點流動著，呼吸愈來愈順暢，能量流動愈來愈順暢。你可以讓這個

能量流動到身體的每一個部位,讓身體充滿能量。

當你感覺到全身充滿了能量,就可以進入第四個步驟:連結。

步驟4:連結(Connect)

當你感覺到身體能量的流動,接著請開始感受你的心,感受到身體和心理的連結,感受到身心靈全面的連結。注意到自己身體的力量,發掘內在的資源以及潛能,將自己全部的資源連結在一起。接著請你注意到身邊所有的一切,與所有的人事物連結在一起,感受到這一切對你的支持;再繼續擴大注意力,到整個宇宙,跟這個宇宙的力量也連接在一起。

感受自己本身所有的力量,以及自己的力量跟周遭宇宙的力量通通連接在一起,讓自己的身心繼續擴大,準備好進入第五個步驟:包容。

步驟5:包容(Hold)

當你感覺到身心靈的全面連結,就可以準備好去面對那個特定的負面情緒。你要做的只是讓自己更加的平衡穩定、開放的心、清醒覺察的頭腦,並且感受到自己以及周遭所有一切資源與力量,繼續維持在這個狀態。你可以想像面前有一個寬廣平靜的空間,可以包容一切,讓這一切不受束縛地發展。

接著將那個負面情緒放在這個空間裡，讓它可以自由地發展。或許會出現一些影像、一些聲音旋律，或是身體的感覺，用你的身體、用你的心，去感受它、包容它，了解它存在的意圖。給自己更多時間，讓這個情緒很自在地伸展，你會發現它存在最深層的正向意圖，對自己有更多的理解與關懷，對自己生命過去的一切有更多的理解與關懷。

當你對這個情緒有新的理解、新的發現，你可以讓自己準備好慢慢地結束這一段體驗，回到自己的身上，感謝所有支持你的力量，感謝自己的頭腦，感謝自己的胸懷，感謝自己一直維持平衡穩定的重心。

每天抽點時間，傾聽、照顧負面情緒

以下面的狀況為例。

當我感受到憤怒的情緒，為了能夠理性平靜地面對每一天的生活，往往需要刻意地壓抑這股憤怒的情緒。或許大部分時間是行得通的，但是當情緒強度過高或是持續太久，使用壓抑的方法可能就不是非常理想，甚至有可能在不經意的時候讓憤怒的情緒顯現出來，造成人際關係的破壞。

遇到這種狀況，我可以選擇不受干擾的時間與空間，開始上面的流程，將注意力從丹田、胸口、頭腦、與資源連結，最後在心裡開創一個包容的空間。準備好再將憤怒的情

緒放在這個包容的空間。

每個人可以感受到的情緒表現方式不見得相同，或許這個憤怒就像一隻怒吼的獅子，或許是胸口一股強大的張力，也可能是心裡面的一個想法：「我很不爽！」就讓這個憤怒情緒待在這個空間裡，自己關心地注意到這個情緒的存在，並且仔細地感受這個憤怒的情緒想要表達的是什麼？如果這個憤怒會說話，他想要說什麼？也許我會發現這個憤怒的情緒是要幫自己說話，因為過去的人際互動自己習慣退讓，忽略自己委屈的感受。而這個憤怒就是提醒自己，要適當地表達個人想法。當然表達的方式可以有千百種，在這一個寧靜的空間，我就可以善用個人內在與外在的資源，規劃出與他人溝通比較建設性的方法。而不再像原本的方式不說話，也不需要用衝突的方式跟別人溝通。

擴大內心的空間，包容承載負面情緒

用這個方法照顧負面情緒，最重要的是讓自己能夠進入這個「教練狀態」，感受到自己的平衡穩定，能夠開放自己的心，保持清醒覺察的頭腦，同時感受自己內在以及身邊的資源和力量，這樣的連結本身就具有療癒的效果。

這個過程不見得能夠一蹴而得，如果能夠放慢腳步，拉長關懷這個負面情緒的過程，負面情緒就能夠慢慢地化解。

如果發現自己無法掌握這個過程,建議尋求專業心理諮商或治療的服務。

　　我們擁有的任何想法和情緒,雖然都有其存在的正向意圖,卻可能以負面的形式呈現。讓自己進入「教練狀態」,就可以擴大內心的空間,而能夠包容承載各種不同的可能性。負面的情緒在這個寬廣的內在空間,可以不受束縛地展現原本的樣貌,我們就可以認識到這個負面情緒存在的正向意圖。有了這層的理解,我們就可以有意識地選擇不同的方式來滿足這個正向意圖,而不再使用慣用的負面情緒。

5── 強化正向喜悅的情緒

想要維持在正向喜悅的情緒,有許多方法,我們可以運用催眠來加強這些方法的效果。

方法1:定義自己的快樂

我的基本假設是「快樂是每個人都想要的,也是每個人的基本人權」。期待每個人都快樂是可能的,但快樂需要自己來定義,沒有人可以告訴你快樂「應該」是什麼樣子。

以下是我對於快樂的一些想法。首先,「快樂是所有成功的核心」,當我們想到成功,通常會認為必須「做」(doing)一切的努力,而「獲得」(having)成功的結果;獲得成功後,我們就「會是」(being)快樂的。也就是努力獲得成功的最終目的是,成為一個快樂的人。

然而實際上,我們可以先讓自己成為一個快樂的人,再進入成功,也就是在快樂的內在狀態下採取行動,而獲得外在成功的結果。如同前面達成目標的部分提到的,**我們可以先讓自己感受到「好像」已經達成目標的樣子,再以達成目**

標的狀態經歷整個過程。

其次,「快樂是可以沒有條件的,與外在條件沒有必然的相關性」。當然,比較順利的外在條件,讓我們比較容易感受到快樂的正向體驗,然而擁有外在的物質,有時候反而是煩惱的來源。

那麼有什麼方法可以讓我們比較容易感受到內在的快樂呢?這就要請你好好定義自己快樂的樣子。請仔細想想,什麼樣的人、事、物、情境,是可以讓你感到快樂的?和什麼人在一起會讓你感到快樂?也許是自己的孩子、家人,也許是好朋友,也許是關心自己的師長。做什麼事會讓你感到快樂?通常是做自己喜歡的事情,音樂、運動、藝術創作,或是學習。這些活動不見得都是簡單輕鬆的,甚至往往是有些挑戰的,但從事這些活動會明顯改變內在的狀態,讓自己覺得快樂。在什麼地方你會感到快樂?或許是自己的家、自己的房間,當然也常常會是大自然的環境,在森林、草原、海邊或是高山。當你確認了一個讓自己感到快樂的情境,就可以運用前面學會的自我催眠方式,體驗這個快樂的狀態。

找一個不受干擾的時間與空間,舒服地坐下來,透過簡單的自我催眠,讓自己進入平靜自在放空的催眠狀態。想像自己以第一人稱的方式進入這個快樂的情境,讓自己有全然的五官感受,充分地享受這個狀態。

你可以決定停留在這個狀態多久,結束之前將這個狀態

「記下來」,方法要視個人習慣的感官系統而定,可以是一個畫面、一個聲音或一段旋律,也可以是一個身體感覺,或是簡單幾個字的描述。當然也可以運用OK手勢,將這個快樂的狀態與OK的手勢連結在一起,當你需要這個快樂的感覺,就做出OK手勢,幫助自己快速進入這個狀態。也可以每天安排固定的時間進入快樂的狀態,讓這個快樂的狀態成為自己的習慣。

方法2:感恩

感恩是讓我們快樂很重要的方法。可以感恩的方式非常多,可以感恩的對象也到處都是,而最重要的是讓自己進入「感恩」的狀態。有許多研究都證實,每天感恩三件事,持續三個星期,就可以感受到喜悅的心情,仔細算算,這比服用抗憂鬱劑的效果更快速、更明顯。但是要怎麼做呢?

每次感恩之前,先想好當下自己最能夠感恩的三件事。比如說,我在一個可以遮風擋雨的地方吃早餐,這至少就包含了三件可以感恩的事:身在遮風避雨的地方、有早餐可以吃、而我的身體夠健康可以進食。進行感恩時,讓自己在認知上明白,這個遮風避雨的地方並不是那麼理所當然的,然後讓這個感恩的心情透過呼吸,在身體以及內心流動著。

如果只是簡單地頭腦裡想著我有一個遮風擋雨的地方、

有早餐可以吃、我的身體夠健康可以吃東西,這樣的感恩無法呈現完全的效果。每日感恩三件事時,先為自己準備一個舒服不被打擾的地點。想著這個「遮風擋雨的地方」是多麼的珍貴,需要總總因素組合才能夠擁有。接著一邊想著這個遮風擋雨的地方,讓這個想法在身體流動,充滿五官感受,看到、聽到、身體感覺到、鼻子聞到、嘴巴嚐到,然後在心裡說出「感謝!」讓這個狀態持續一段時間。再將感恩的對象轉移到「我有一份早餐可以吃」的念頭,重複上面的過程,持續幾分鐘。再用同樣的方式轉移到「我有健康的身體可以吃東西」,重複一遍,維持幾分鐘。

  每天感恩三件事所需要的時間不會太長,重要的是要能夠投入全部的心力在感恩的體驗。**感恩的這三件事或許並不是那麼了不起,能夠發揮作用的是讓自己進入這個全然感恩的狀態,這個狀態會改變我們的生理作用、大腦的運作,而帶來正面的情緒。**

  把感恩三件事的執行,與每天的固定自我催眠結合在一起。利用自我催眠的時間,把思緒逐一放在想要感恩的事情上。只需要在催眠之前想好要感恩的三件事,就可以毫不費力地完成。

方法3：找到自己的信仰

在我與案主開始催眠治療之前，通常會詢問他是否有任何宗教信仰，如果有，我會追問一句：「你和神的關係如何？」如果案主與他的神的關係是良好的，我就很有把握治療會非常順利。所謂與神良好的關係，就是神會無條件地關愛、支持與照顧案主，這樣的關係可以協助案主度過所有的難關。

曾經在一次薩德博士的大師督導班，我接受同學的治療，當時我面臨工作轉換的焦慮。同學引導我到她的夢中，來到一個朋友的家，不確定朋友是否在家。當同學引導我站在朋友家的一樓，讓我決定往何處去，我選擇了來到二樓找一位我可以信任的人。當時我心中有兩個人選，觀世音菩薩與艾瑞克森醫師，經過了一段時間的等待，我選擇了觀世音菩薩。來到二樓觀世音菩薩面前，我沒有看到任何影像，但我知道觀世音菩薩就在面前。我提出了我的焦慮，等待觀世音菩薩的回應，觀世音菩薩沒有給我任何指示，但我的心中出現一個念頭：「一切順利！」我安心地結束這次的治療，勇敢地做了改變。

心中的信仰會帶給人極大的力量。基督教有一個說法：「所有的安排都是神最好的安排。」當生命遭遇難解困境時，相信神給了最好的安排，會讓人充滿信心與希望，而度過難

關。而能夠得到神這麼大的助力,我認為有一個條件,就是:「神會無條件地愛我。」

我們都希望事事如意,但實際的狀況是生命充滿了挑戰與苦難,而這些苦難往往是令人無法理解也無法解決的。如果我們只能夠接受自己期待的生命,而與現實的苦難抗爭,只會白費力氣,徒勞無功。相反地,**如果我們承認並接受苦難是必然的,而進一步相信自己在神的祝福下,有能力在苦難中努力,活出個人的極限,生命就會有另一番風采**。艾瑞克森醫師的一生充滿了挑戰,總是能夠積極地面對每一天,熱情地與他的病患、與學生相處。雖然他從來未曾提到宗教信仰,但我相信在他心中定然有一個屬於自己的信仰,為他帶來源源不斷的生命力。

我也相信上帝、阿拉、佛陀如果不是同一人,祂們也會是好朋友,在不同世界為人們帶來希望與力量。希望你能夠找到帶給自己力量的信仰。

6 ── 更容易、更有效率達成目標的方法

對我而言,催眠是一個比傳統心理治療效果更快、更好的心理治療工具。傳統的心理治療源自佛洛伊德的精神分析,這是精神動力取向的治療模式,比較簡略的說法,佛洛伊德認為現在的症狀源自幼年時期一些特別的事件,但這些事件往往隱藏在潛意識當中,不為意識所覺察。治療師透過精神分析,協助案主發現與當下症狀相關的幼年事件,就有機會化解現在的症狀,也就是說「知道了就能夠獲得療癒」（To know is to cure.）。

心理治療的起源

當一位習慣追求完美的案主,來到了治療師前面,說他不知道為什麼,只要沒有做到完美就會很不自在。如果治療師是一位精神分析師,或許會用多次的分析,探尋問題發生的原因。而這裡所謂的原因,指的是生命過去的某些重大事件。案主經過分析,回想起有一次考試考了100分,很開心

地回家跟爸爸說，但爸爸的回應是：「班上有多少人也是100分？」透過回想起這個在意識層面已經遺忘的生命事件，他領悟到他追求完美的習慣，是來自爸爸對他的要求，讓他感到怎麼努力都不夠，擔心一不小心就會遭到責難。而這個領悟讓他釋懷了，也就可以不再那麼追求完美。

這是心理治療的起源，因此一百多年來一直都是心理治療的主流。如果是催眠治療師，就會透過催眠發掘案主過去的生命事件。一個簡單的治療模式，就是在催眠狀態下讓案主感受當下的症狀，接著「讓這個感受帶領你回到這個症狀最開始的源頭」，這樣的模式的確會比傳統的精神分析，更快找到這些過去的事件。然而實際上，不少案主雖然在催眠中找到了這些事件，但症狀並沒有真的改善或緩解，這時就可能得到一個結論：這個事件不是問題真正的原因，所以要繼續做催眠找源頭，也因此找出生命歷程中許多負面的事件。

各種心理治療模式問世

精神動力取向的治療模式由歐洲發展出來，主導心理治療超過六十年，但這樣的模式並未完全解決病患的痛苦。進入二十世紀，尤其是第二次世界大戰之後的美國，發展出許多實用的治療模式，包括：行為治療、人本治療、存在主義取向、系統取向、認知行為治療，以及經驗性取向的艾瑞克

森催眠治療。

另一個主流是在1960年代早期蓬勃發展的家族治療,與系統理論緊密結合。個人不再是改變的主要目標,相反地,伴侶與家庭或個人相關的其他團體,成為改變的目標單位。

這些新興的治療模式,能夠更直接明快地解決案主以及他們家庭的困擾。治療的重心不再是探索過去的生命事件,而是聚焦在當下案主的心智運作如何帶來困擾,透過調整這些心智運作模式,改善案主與其家庭生活,期待案主有更美好的未來人生。

心理治療需考慮生理、心理、社會三層面

這樣的原則如何運用在個人的生命中呢?

心理治療來自於醫療。病患就診時,會抱怨他的不舒服、痛苦,以及就診的原因,並且試圖找到與這個不舒服相關的問題根源。甚至有些病患會開始描述他生活上遭遇的一些逆境,工作壓力大、主管刁難、生意不好做、自己或家人的生理疾病等等,但並無法直接描述這些外在壓力對自身帶來什麼負面影響。有趣的是,當我們談到情緒障礙的病理狀態,談的往往是外在的事件,而非自身的狀態,這與一般生理疾病的思考方式是不同的。因此,我們可以用不同的方式思考情緒問題的處理。

以我自己是精神科醫師的立場，面對一位案主，要考慮的包括生理、心理以及社會等三個層面。每一位案主都是獨特的，面對相同的外在環境挑戰，不同個性的人會有不同的反應，同時個人體質也會影響到情緒變化。治療師需要依照每位案主的狀況，規劃個別化的治療計畫。

　　以一位容易緊張的案主為例，我與案主第一次見面時，會很快地詢問：「你希望治療可以為你帶來什麼改善？」這麼問的目的是儘快建立治療的目標。很多案主被問到這樣的問題，會突然發呆不知如何回應，因為一般求醫的經驗，醫師會一直詢問案主不舒服的地方，尋找可能的問題所在，於是大部分的案主也習慣盡可能地描述自己的問題，而很少思考如果這些不舒服消失了，自己會是什麼樣子。

　　如果進一步追問，可能會得到的答案是：「我不想再這麼容易緊張焦慮了。」雖然案主給了一個答案，卻沒有明確指出他要的是什麼，而是他不想要的。前面說過，聚焦的就會放大，所以當我們聚焦在我們不想要的，而無法轉換注意力到想要的，反而會讓我們更無法擺脫。此外，我們的頭腦無法處理否定句，「我不想再這麼容易緊張焦慮了」整句話並沒有具體的目標方向，只呈現出負面的狀態「緊張焦慮」。這時候我們的頭腦是先出現「緊張焦慮」再把它刪除掉，這並不是件容易的事，即使真的刪除了負面的印象，也不會往正面前進，最多就是歸零。

那麼該怎麼辦呢？

透過催眠引導，協助設定目標

首先，我們要設定一個目標。通常我會建議案主想一個「肯定句」來描述想達到的目標狀態。如果不是緊張焦慮，那你希望自己成為什麼樣的人？有時候案主並不那麼容易想得出來他要的樣子，我會提供一些選項供他參考，例如：平靜、自在、放鬆、或自信等等。這些建議的目標，是可以隨著案主愈來愈清楚自己的狀況而調整的。

為了讓案主更清楚自己的目標狀態，我常常會問：「當你達成目標，你會怎麼知道？」讓他依據自己的經驗或想像，詳細描述他的目標狀態——心情、想法、生理上的五官感受、他所在的情境、周遭人物、以及他會做些什麼。

我們暫且用「平靜」做為治療目標。「平靜」是一個狀態，包括：想法、情緒、生理狀態，以及行為等四個面向。平靜的人會認為「我很安全、事情會有好的發展」，情緒當然是穩定從容的，身體是放鬆舒服的，動作會比較平穩有節奏。當然，每個人的平靜可能有所不同。

為了協助設定並達成目標，我有一個簡單的催眠引導流程：

1. 催眠引導：透過簡單的催眠引導，讓案主進入內在專

注、接受的催眠狀態。

2. **記得目標達成的狀態**：確認案主進入催眠狀態後，向案主說明記憶可能的面向。通常我們可以想起過去曾經發生過的事，也可以透過催眠回憶起一些已經遺忘的時間。但也可以運用想像力「記得」未來即將發生的事，例如記得未來他達成目標時的感覺。

3. **透過簡單的意動訊號，確認進入達成目標的狀態**：「當你花一些時間回想你變得平靜的樣子，你可以點個頭，讓我知道。」讓案主確認已經記得達成目標的感覺。

4. **加強經驗**：引導將這個經驗加強，用一般性的方式，成功、美好、興奮等等，每次專注在一個感官系統，逐一加強五官感受。如果以視覺經驗開始，可以這麼問：「當你記得這個平靜的樣子，請你花一些時間用眼睛看看自己的身體、穿著打扮。」給案主一些時間描述自己的打扮樣貌。等案主描述完，可以接著問：「繼續看看周遭的環境，你在哪裡？身邊有哪些人？」藉由案主仔細描述這些經驗的細節，而加強對這個經驗的感受。接著轉移到其他的感官系統，聽覺、身體感覺、嗅覺，以及味覺。讓案主身歷其境地描述該情境的實際經驗，包括：人、事、時、地、物等等，讓這個未來的目標更為具體。

5. **記得成功經驗**：當案主明顯體驗到未來成功、滿足的結果，要求案主「記得」這個實際的成功經驗。如果目標是一個實際的表現，例如舞台表演或是考試成功，可以讓案主有機會「預演」整個過程。並且讓案主能夠「毫不費力地聚焦」欣賞自己的能力。最後還可以給該成功經驗一個象徵，例如「好像是拿到奧運金牌」。

6. **回顧**：請案主在成功的時間點，回顧從他來到治療室的那一刻，到他成功的這一段時間，發生的許多與他成功相關的事件。並且暗示這個回顧的過程是由他的潛意識安排，他的意識只是輕鬆地坐著觀賞。同時，潛意識的安排或許與意識慣用的理性模式有所不同，意識層面有可能無法完全理解在回顧過程中潛意識呈現的每個事件，請案主以中性的態度觀賞潛意識準備的一部電影般來回顧。

7. **結束**：最後就是將案主從催眠中喚醒，結束催眠。再與案主討論整個過程。

這是在治療室的情境，你也可以透過自我催眠體驗如何達成一個未來的目標。首先，要先確立你想要達成的目標，用五個字以內來描述，最簡易的方式就是把它列印出來，貼在每天都會看到的地方，提醒自己。接著，依照上面的流程

自我催眠。可以是完全安靜的方式，也可以事先依照流程錄音，在自我催眠時播放，做為催眠引導之用。如果能夠每天都以這個未來的目標做自我催眠，一定會有超出想像的效果。

下面是設定並達成未來目標的自我催眠流程：

1 催眠引導

開始自我催眠的過程，讓自己進入內在專注和接受的催眠狀態：

- 找一個安靜的地方，坐下或躺下，閉上眼睛。
- 深呼吸，專注於每一次吸氣和呼氣，感受身體隨著呼吸起伏。
- 想像自己進入了一個安全、平靜的地方，讓身體和心靈逐漸放鬆。

2 記得目標達成的狀態

確認自己已經進入催眠狀態後，開始想像自己達成目標的情景：

- 利用想像力「記得未來」的成功經驗，感受那時的自信和滿足。
- 想像未來自己達成目標時的情景，感受那時的喜悅和成就感。
- 將這些感受深深地印在心中，讓自己「記得」這個未

來的成功狀態。

3　加強經驗

引導自己將這個經驗加強,逐一加強五官感受:

- 視覺:想像自己達成目標時的樣子,看看自己的身體、穿著打扮,看看周遭的環境,是否有其他人在身邊,盡量看見每一個細節。
- 聽覺:聽聽自己達成目標時周圍的聲音,例如掌聲、鼓勵的話語。
- 身體感覺:感受自己達成目標時的身體狀態,放鬆、自信、充滿能量。
- 嗅覺和味覺:如果相關,可以想像達成目標時的氣味和味道,讓這個經驗更加真實。

4　記得成功經驗

當自己明顯體驗到未來成功、滿足的結果,記得這個實際的成功經驗:

- 如果目標是一個實際的表現,例如舞台表演或考試成功,可以預演整個過程,欣賞自己的能力。
- 給這個成功的經驗一個象徵,例如「好像是拿到奧運金牌」。

5　回顧

在成功的時間點上,回顧從現在開始到達成目標的這段時間,發生的許多與成功相關的事件:
- 想像這個回顧的過程是由自己的潛意識安排,意識只是輕鬆地觀賞。
- 以中性的態度觀賞潛意識準備的一部電影,回顧這些成功的事件。

6　結束

最後將自己從催眠中喚醒,結束自我催眠:
- 深呼吸,感受身體的存在,逐漸回到現實。
- 睜開眼睛,慢慢地伸展身體,感受周圍的環境。
- 再次回顧整個過程,將感受和體驗記錄下來,做為未來的參考。

這個自我催眠的流程可以幫助你設定並達成目標,通過引導注意力、加強經驗和回顧成功的過程,提升自信和成就感。每天練習這個流程,可以逐漸提升自我催眠的效果,幫助你實現目標。

7 ── 養成每天自我催眠的習慣

在第一章我們討論到催眠的控制力,傳統的催眠師會刻意強調催眠師對催眠對象的控制力,但實際上最後的掌控權還是在催眠對象身上。透過催眠的專注特性,可以讓人對自己的狀態有更好的控制力,更容易聚焦在當下重要的事物。而這樣的專注能力,可以幫助我們改變原有的不良習慣,養成新的良好習慣。

深入潛意識的好習慣

如同前面提過的,透過催眠不只可以讓我們的身體以及心理更強壯,更有可能經歷奇蹟般的轉變。奇蹟或許沒有那麼快出現,然而我們可以持續地讓自己進入催眠平靜放鬆的狀態,讓身心保持長久穩定的健康狀態。奇蹟或許不會突然出現,但很可能在我們持續的體驗自我催眠中,不經意地發生。因此我非常鼓勵你養成固定自我催眠的習慣,每天投資 15 ～ 20 分鐘的時間,體驗身體舒服放鬆、心情平靜愉悅的

狀態。

所謂的習慣是必定會做，但不需要刻意記得要這麼做，甚至做完了在意識層面都完全沒有察覺到的事。最簡單的例子就是每天早上醒來，大部分的人都會刷牙洗臉，這個習慣是在很小的時候養成的，經過父母親每天的提醒，很自然地我們起床就會把刷牙洗臉完成。執行這樣的習慣，幾乎沒有用到有意識的運作，可以說是反射性地完成。因為刷牙洗臉是良好的習慣，一旦我們不需要刻意記得這麼做，就可以節省時間與精力，讓注意力放在每天更重要的事物上。

簡單3步驟，養成自我催眠的習慣

以下就是簡單的幾個步驟。

首先最重要的是「承諾」。養成一個習慣需要的時間，我們最常聽到的是三個禮拜，但為了確實養成自我催眠這個良好的習慣，最好對自己承諾接下來的三十天，每天都會真的花時間做這件事。而開始執行之前，需要先認真思考要在什麼時間、什麼地點做這件事。

以我自己養成自我催眠的習慣為例，我先要確保排定的時間一定可以進行，同時空間不會被干擾，所以我選定的時間是每天早上6點，地點是客廳沙發或是書房的蒲團。這個承諾可以說是為養成習慣奠定一個具體的架構，接下來就是

要每天實際執行。

每天執行有三個步驟：

步驟1：提醒

養成一個習慣的目的，就是讓我們不需要特別注意也可以順利完成，所以不用「記得」這麼做，是任何習慣必然的要件。如果在養成一個新的習慣時，只是要刻意「記得」，那麼一旦時間拉長，就很可能「忘記」了。所以為了確保不必特別記得要做這件事，我們可以善用現代科技。現代人絕大多數都會使用手機，而手機有一個很棒的功能就是設定鬧鐘。手機的鬧鐘功能，一天可以設定好幾個不同時間，也可以為每一個時間取名字，以及不同的提醒音樂。以我想要養成自我催眠習慣為例，我設定的時間就是每天早上六點，只需要設定一次，手機就會規律地每天早上提醒我。

步驟2：遵守承諾確實執行

一旦收到提醒，就要遵守承諾立即執行。這是我們看重的一個新習慣，必須要有不惜任何代價執行完畢的決心。因為一開始設定的時間和地點，都可以讓我專心自我催眠不受干擾，而過去已經具備自我催眠放鬆的能力，因此這對我來說是一件非常容易的事。

步驟3：獎勵

　　獎勵是達成任何一個任務的關鍵要素，但也是容易被忽略的。獎勵可以讓我們看到每一天小小的成就，提醒自己這個努力對自己非常重要，幫助我們更有動力持續完成這個任務。如果我們忽略了獎勵自己每天的努力，會讓我們認為每天執行一個新的動作，只是一樁苦差事，是無法持續的。而獎勵也不需要花大錢，或大量的心力，即使是很簡單地對自己口頭鼓勵，也都可能達到很好的效果。

　　剛開始我會在靜坐之後，為自己準備一份早餐，通常是大量的水果，偶爾是稍微變換花樣的各式煎蛋。最有意思的是，一旦養成每天自我催眠的習慣，完成後精神體力充沛的狀態，以及每天可以更有效率地達成更多任務，就讓自我催眠本身成為最好的獎勵。

　　一旦完成每天需要執行的三個步驟，這一天的任務就算結束了，不需要再記得這件事，直到第二天早上鬧鐘響起，就可以進入另外一個執行的三步驟。就我個人養成自我催眠習慣的經驗，為了確保每天早上六點能夠起床，很自然地會盡量提早上床。一個多禮拜之後，偶爾有一天太晚上床，我有點懷疑隔天是否會偷懶，早上醒來甚至有點頭昏眼花。但是我遵守對自己的承諾，開始好好地自我催眠。很神奇的是，結束之後精神變得很好，一整天的行程都非常順利。當

我通過這一段小波折，後面的十幾天都可以順利地完成每天靜坐的習慣。

檢視新習慣是否帶來益處

三十天結束後，我的確養成了早上起床自我催眠的習慣，而且就像刷牙洗臉一般，自然而然就完成了，並不會清楚地記得。但是我們也必須保留一個可能性，就是經過三十天之後，這個新的習慣並不如我們預期的帶來好處，這就不是我們想要的。這時候我們已經遵守承諾，完成了三十天的執行計畫，同時也證明這並不適合我們，那麼就可以非常果斷地放棄這個習慣，不必繼續糾結是否要繼續。

自從開始規律自我催眠之後，精神體力都比較好，更重要的是思緒變得更清晰，較能夠聚焦，也能夠更果斷地決定事情。接下來我開始付費參加一些考慮超過一年以上的線上課程，我之所以考慮那麼久的時間，是因為費用都非常的高昂，我並沒有把握能夠很快地收到預期的效果，所以一再猶豫無法下決定。等我參加了這些線上課程，發現課程的價值果然跟學費有很大的正相關，而透過這些課程，我找到了許多摸索許久卻不得其門而入的方法，用超乎原先預期的速度得到我想要的結果。而回想起我在一次線上學習時，思考需要建立哪一個新的習慣可以引發生命重大的改變，當我決定

靜坐是這個重要的開始,也跟著確實執行,果然後續的正向發展是我喜歡的。

　　以上是我養成自我催眠習慣的過程,非常期待你也能夠借用這個方式養成任何好習慣,讓自己的身心更健康,更有能力面對每天的生活挑戰。相信從你我開始,可以一起創造一個和諧幸福愉快的社會,這是我學習催眠最大的個人願望。

第四章　催眠促進人際關係和諧

引言　　　　　　和諧的人際關係來自信任

　　幾年前的一次同學會，有位同學的太太坐在我的對面，當她知道我會催眠就問道：「請問可不可以教我，催眠孩子變得比較聽話？」她的旁邊坐著一個小學年紀的男生，聽到媽媽這麼問，不好意思地看著我。我仔細想了一下，回答說：「可以的，你要先學會催眠自己：『孩子是聽話的。』」小男生鬆了一口氣，開心地繼續吃東西。在媽媽另外一邊大約國中年紀的姊姊，非常認同地點頭。

　　這是臨床工作中常常發生的情境，父母親把孩子帶到我的面前，希望透過我的催眠讓孩子變得聽話。因為一般人對於催眠的印象，就是可以讓對方完全無法抗拒催眠指令，照著自己的意思做事，於是認為把不聽話的孩子交給催眠師管教，或是自己學會催眠的方法來催眠孩子，就可以讓孩子達成自己的期待。

　　事實上，催眠當然不是這麼一回事，**催眠師能夠做的並不是將自己的想法強加在另外一個人的身上，而是透過催眠的互動，引發對方的動機，由他自己發生改變**。想要達到這樣的結果，催眠師與案主之間，就必須建立起相互信任的合作關係。

在這一章,我將跟你分享催眠引導的基本原則,透過這些原則,能夠協助你更容易地與身邊的人建立充滿信任的關係,而讓人際互動變得更為和諧。

1 ── 建立良好的信任關係

有一個常見的誤解,就是認為催眠師的暗示是難以抗拒的。這樣的誤解可能來自於,催眠師在舞台秀要求催眠對象做出許多不可思議的行為,如電視或電影誇大的劇情。好像催眠師有某種特異功能,即使他的指令再怎麼離譜,都非得遵循不可。所以當與身邊的人溝通不是那麼順利的時候,就可能會想到用催眠的方式來說服對方。而這樣的溝通模式建立在一個不對等的基礎,催眠師具有較高的地位,可以決定溝通的方向,甚至掌控對方的想法與行為。或許有些人期待的和諧方式是一切順著自己的意思,改變他人的思想跟自己相同,但實際上這樣的模式並無法長久。如果試圖維持這樣的局面,就要隨時注意對方是否不再順應自己的意思,反而會帶來更大的壓力,無法獲得真正和諧的人際關係。

強勢主導反而不易成功

傳統催眠引導的手法,也可能造成催眠可以強勢主導他人意志的誤解。傳統催眠使用直接暗示的方式,來達成催

眠的效果。例如：常見的催眠引導，會提到放鬆你全身的肌肉，首先放鬆你額頭的肌肉，接著放鬆眼皮以及眼睛周圍的肌肉，放鬆你的臉頰，放鬆你的下顎，放鬆你的嘴巴，放鬆頭部的肌肉，讓全身所有的肌肉都放鬆下來。這樣的催眠方式對很多人是有效的，可以引發令人滿意的催眠反應，但是也有相當大比例的人無法用這個方式被催眠。為了提升催眠的效果，催眠師往往會用非常權威的口吻做催眠，讓催眠的對象進入催眠，強調催眠師可以控制催眠對象的反應。因此催眠師就處在支配的位置，也會讓人對於催眠有操弄的意味。這在人際關係並非理想的互動模式，很難建立和諧的人際關係。

我在學習傳統催眠時，發現催眠對身心健康帶來的好處，同時也可以運用在心理治療工作當中，更有效率地幫助個案，令我非常興奮。但很快地，我也發現到傳統催眠受到的限制，如果用傳統催眠的方式做催眠治療，身為治療師，就可能要站在一個權威主導的地位，這並不是我習慣的方式。另外傳統催眠固定的腳本，無法適用在所有人身上，一旦固定腳本失效的時候，我就感到一籌莫展。

2002年，我來到鳳凰城的艾瑞克森基金會，參加基金會舉辦的密集訓練，學習到神奇的艾瑞克森催眠。破除了催眠神祕的面紗，而能夠用科學的角度去認識催眠，並且能夠用符合心理學的角度去看待催眠治療，讓我感覺催眠回到了醫

學、心理學的家,有強烈的親切感。**艾瑞克森催眠的學習,並不提供固定的催眠引導腳本,而是要學習催眠引導的原則,如此就可以為不同的人在不同情境做出量身訂做的催眠引導**。而這個催眠引導的原則,建構在與催眠案主建立良好的信任關係,進而成為合作的夥伴,如此治療師就不再處於強勢主導的地位,而是一個陪同的角色,這是我喜歡的治療關係。

學習這個催眠引導原則,除了有助於與個案建立良好的關係,也可以用來建立與自己以及他人和諧互動的基礎。

使用催眠語言,建立信任

催眠最基本的定義就是暗示,當催眠師的暗示被案主接受了,催眠就成功了。為了讓催眠暗示更容易被案主所接受,催眠師就必須學習如何運用語言與案主溝通,也就是要精通催眠語言。

使用催眠語言最重要的原則就是,催眠師說出來的話,能夠獲得案主「是的!」反應。能夠獲得案主「是的!」反應,並不是將催眠師想要案主遵循的指令直接說出來,而是要先站在案主的角度,設身處地想像案主聽到什麼樣的催眠指令,會在心裡面出現「是的!」反應。這麼做的目的就是要先跟案主站在同一陣線,如此就能夠建立起充滿信任的合

作關係。催眠師需要暫時將自己的企圖放下,和案主先站在同一邊,這就是所謂的同步,而同步是建立良好關係很重要的基礎。

依循這個催眠引導原則,如果想要與他人建立和諧的互動關係,我們就要思考如何在互動過程讓對方的心裡持續有「是的!」反應。為了確保這個「是的!」反應出現,我們就要認真面對與我們互動的人,將對方放在心中重要的位置,尋思我們說什麼或做什麼會讓對方出現「是的!」反應。也就是我們要設身處地站在對方的立場,了解他可能有的想法、感覺,基於這個內在經驗,聽到什麼樣的話或是看到什麼樣的行為,是可以得到認同的。這需要非常敏銳地觀察對方的反應,注意到我們的行為會得到對方什麼樣的反應,更好的是從對方的口中聽到他們內在的經驗。而這樣的觀察是中性的,不帶有價值判斷的成分,如此才能夠客觀地了解對方的想法與感受。

有了上面這樣的基礎,我們就要開始思考如何與對方建立良好的關係。學習催眠要從如何說話開始,也就是使用自己的語言。而人際溝通可以用到的語言,是非常多樣的,除了文字口語內容的部分之外,還有我們說話的聲音、語調,以及速度、音量大小,還有影響最大的就是肢體語言,表情、姿勢,以及動作,都會影響到溝通的品質。我們可以把催眠語言分成三種,正向的期待、直接暗示,以及間接暗示。

2 ── 催眠的終極心法：
正向期待

　　如果想要跟一個人建立良好的關係，三種催眠語言當中，正向的期待是最重要的，其中又包含三個信念：第一個信念是對方是有能力跟我建立良好的關係，第二個信念是我自己也有能力跟對方建立良好的關係，第三個信念就是在我們互動過程可以建立起良好的互動關係。所以我會對同學的夫人說：「你要先學會催眠自己：『孩子是聽話的。』」一旦我們讓自己進入這個正向期待的狀態，很自然地會影響到我們的生理反應，表情也會變得比較友善，說話的音調也會變得比較柔和，說出來的話就更容易讓對方在心裡面產生「是的！」反應。

　　所有成功催眠的第一個催眠，就是催眠師進入正向期待的自我催眠。如果催眠師想要下達的指令是：「做一個深呼吸。」當催眠對象真的依照指令深呼吸了，催眠就成功了；但如果催眠對象沒有做出深呼吸的動作，催眠就失敗了。因此用這個方式做催眠，就會是一翻兩瞪眼，有了就成功，沒有就完蛋了。

帶著與對方建立和諧關係的正向期待，開始與對方互動，心裡就好像有一座燈塔指引著我們朝向和諧關係的目標前進。過程中如果遭遇對方與自己想法不同的時候，會有更大的包容心，讓彼此的意見清楚地呈現，而不會感到衝突與對抗。在這個基礎之下，或許可以找到彼此認同的共識，但是更重要的是，即使無法獲得所謂的共識，仍然可以互相接納對方跟自己不一樣的想法與感受，這樣的互動才是真正的和諧。

進入正向期待的自我催眠

學習艾瑞克森催眠，常常聽到：「你無法拒絕艾瑞克森。」剛開始總覺得艾瑞克森醫師有強烈的個人魅力，並非一般人學習得來的。但是更深入地認識艾瑞克森之後，會發現當他面對任何人，總會散發出「當然，你一定做得到的！」的氣息。這個強大的氣息或者說是能量，就會感染到身邊的人，也跟著相信自己是做得到的。這樣的原則在任何的人際互動都是適用的。所以如果我們想要跟對方建立和諧的關係，最重要的第一步就是讓自己進入正向期待的自我催眠。

剛開始學習催眠時，會比較在意催眠的語法與技巧，但是隨著經驗的累積，會發現**正向期待是催眠成功最重要的關鍵，也是催眠最終極的心法**。如果我們把催眠的可能擴大，

做為溝通以及與人建立關係的技巧,就要提醒自己,與人接觸的過程都要保持著正向的期待,期待彼此能夠建立良好的關係。

有了這個基本的態度之後,我們就可以進一步探討如何安排我們說的話,拉近彼此的距離。

間接催眠語法,溝通的好幫手

催眠可以說是一個說服的過程,催眠師說的話對方願意接受並且照著做,催眠就成功了。催眠師如何有意識地設計對話內容,更有效率地說服對方呢?除了前面提到的要先研究認識對方心裡的世界,什麼訊息會獲得對方「是的!」反應之外,我們還可以稍微調整說話的語言模式。

傳統的催眠方式,通常會用非常直接的方式,例如催眠師想要催眠對象放鬆,這個暗示指令就是「放鬆」。所以催眠師下達的催眠暗示可能是:「放鬆你額頭的肌肉,放鬆你眼睛周圍的肌肉,放鬆你臉部的肌肉⋯⋯」如果催眠對象真的放鬆了這些部位的肌肉,那就要恭喜:「催眠成功!」萬一催眠對象是來踢館的,有意識地阻抗催眠師的指令,很大的可能他的肌肉就無法放鬆,催眠就告失敗。

遇到主觀上不願意遵從的催眠對象,傳統催眠師可能會加強力道,以更為強勢的催眠方式強迫催眠對象進入催眠。

這種方式並不適合所有催眠師，至少就不適合我，我並不喜歡強迫別人。如果不使用強勢的催眠手法，或許催眠師可以轉個方向，用半哄半騙的方式「誘使」催眠對象「不小心」進入催眠狀態。而用這個方式引導進入催眠，會有誘拐操弄的意味，仍然不是我喜歡的方式。

另一種催眠不容易成功的形式是，催眠對象意識上跟催眠師一樣，期待自己也能夠放鬆下來，但卻無法真正地放鬆下來，這也是很常見的現象。如果這樣，對催眠師以及催眠對象都是很大的挫折，因為潛意識有時候並不完全會遵照意識的期待進行。雙方都非常用力地想要進入催眠，但反而對潛意識造成壓力，更難以放鬆下來。引導放鬆是一件矛盾的事，放鬆是沒有壓力的情況下發生的，但刻意放鬆反而會不經意地用力了，帶來反效果。

在我初學傳統催眠時，就聽說有一種催眠叫做艾瑞克森催眠，他不提供直接的催眠暗示，而是用「間接」的催眠方法。這已經超過初學催眠的我能力所及，因此只是稍微知道有這麼一回事，無法進一步研究。直到有機會深入認識艾瑞克森催眠，了解獨特的間接催眠語法，發現這些間接催眠模式不僅在催眠時好用，更可以運用在日常對話溝通當中。

語法1：**自明之理**（Truism）

　　學習間接語言模式就好像學習任何語言一樣，需要從最基本的句型開始，了解每一個句型的結構與用法之後，開始照樣造句，並且將這些句子真的運用上。催眠的間接語言模式有一個最基本的句型叫做「自明之理」（Truism），這樣的句型敘述著一個顯而易見的事實，是無法被否認的。

　　自明之理的一種形式是描述當下發生的事情，例如：你正在閱讀書本上的文字。或許你在思考這個句子想要表達的意思。

　　另一種自明之理在催眠常用的形式是改變一個催眠指令的結構。假設催眠指令是：「放鬆你肩膀的肌肉。」當催眠師發出這個指令，催眠對象意識層面想要跟隨催眠師的指令放鬆肩膀的肌肉，然而卻無法真正將肩膀的肌肉放鬆，這個催眠指令就失敗了。這時候我們可以將這個催眠指令改為：「你可以放鬆肩膀的肌肉。」當催眠師發出這個催眠暗示，不論催眠對象是否真的可以把肩膀的肌肉放鬆下來，這句話在邏輯上是正確的。催眠對象可以抗拒這個催眠暗示，但無法否認他是可以將肩膀的肌肉放鬆的事實。即使想要阻抗這個催眠暗示，但也只能承認這句話的真實性。催眠對象可以說：「我不想放鬆肩膀的肌肉。」但心裡對這句話的反應也只能是：「是的！」僅僅在催眠指令裡加入「可以」這個邀

請性的助動詞，就可以讓催眠暗示令人無法否認。

如果催眠師想要用更為不具命令性的的催眠暗示，可以在句子前面再加上「也許」、「或許」等副詞，「也許你可以放鬆肩膀的肌肉。」這個句子幾乎沒有要求強迫的意味，而是非常溫和地邀請對方放鬆肩膀肌肉的可能性。這就是間接語言模式最基礎的句型，我們可以將這個基礎句型視為催眠引導語言最小的磚塊，我們可以用這個磚塊堆砌出最完整的催眠引導。

以這個句型做為基礎，我們就可以發展出更多變化句型。例如用否定句的句型：「你不必刻意地放鬆肩膀的肌肉。」這個句子邏輯上是正確的，而且不僅沒有對催眠對象下命令，甚至是解除催眠對象的任務，「不必刻意」做一件原本催眠師會要求的事情，將放鬆肩膀肌肉的壓力從催眠對象的身上卸下來。而催眠對象心裡對於這個句子的反應仍然會是：「是的！」

我們再進一步思考這個句子對於催眠對象帶來的影響，這是一個否定句，然而我們的心理是無法處理否定句的。當我們跟催眠對象說：「你不必刻意地⋯⋯」這幾個字並沒有要求聽者做任何事，但後面緊接著出現的「放鬆肩膀的肌肉」卻是一個有動作要求的指令，反而對聽者心理是有作用的，將聽者的注意力引導到放鬆肩膀的肌肉。意識層面並不需要特別做什麼，但潛意識的部分則只接收到「放鬆肩膀的肌肉」

的指令,這樣更可以繞過意識的阻抗,而直接對潛意識傳遞訊息。這就是間接暗示的魅力。

語法2:「**是的套組**」(Yes Set)

「是的套組」顧名思義,是由一連串可以產生「是的!」的句子組合而成,詳細的結構是三個自明之理,再加上一個我們要創造出來的反應。如果最後一句的催眠暗示是「你可以放鬆肩膀的肌肉」,我們就可以在前面鋪成三句催眠對象必然出現「是的!」反應的句子,例如:「你可以感覺到額頭肌肉的張力,你可以感覺到臉部肌肉的張力,你可以感覺到脖子肌肉的張力」,最後再加上「而你可以放鬆肩膀的肌肉」,這樣就組成了一個「是的套組」。

我們來看看這樣的句子結構會產生什麼效益?當催眠對象聽到前面的每一句話就會產生一次「是的!」反應,聽完這三句話就會連續產生三次「是的!」反應,就會造成一個慣性,對接下來的刺激也會出現「是的!」反應,所以對於第四句催眠暗示的接受度就大幅提升。

「是的套組」運用到牛頓第一運動定律:「動者恆動,靜者恆靜」,以及第二運動定律:「移動一個物體的外力除以物體的質量,等於物體移動的加速度」。我們想要影響的催眠對象原本是靜止不動的,我們無法一次就讓對方快速移動到

最終目的地，在不需要太費心力的條件下，我們每次施以較小的力量讓對方產生小小的鬆動，再施以較小的力量逐漸加速對方的鬆動速度，經過了三次施以較小力量後，對方就已經開始移動離開原先的位置，最後再給予移動到最終目的地的催眠暗示，這樣就可以達到事半功倍的效果。

剛開始接觸「是的套組」時如果覺得有難度，這裡提供一個簡單的步驟供你參考。如同前面提到的「自明之理」，首先要先確認想要達成的催眠指令是什麼，建議是簡單明確的，例如：做一個深呼吸、感覺到舒服、放鬆某個部位、閉上眼睛，然後完成一個自明之理，「你可以做一個深呼吸。」這就完成了「是的套組」的最後一句。接著往回規劃前面三個句子，可以思考一下，什麼是跟深呼吸有關的？可以是身體的感覺，「你可以感覺到雙腳踩在地板上，你可以感覺到身體的重量被椅子支撐著，你可以感覺到雙手放在扶手上，而你可以做一個深呼吸。」

「是的套組」是我在臨床工作中，用來與個案建立關係最常用、也是最好用的方法。尤其是剛開始接觸到的個案，特別是對人較為疏離、保持戒心的個案。或者是在相處一段時間，感受到對方與自己的關係不是那麼親近，需要重新建立較為輕鬆互信的互動基礎，使用「是的套組」通常可以得到很好的效果。因此如果用在與人建立良好的關係，當然也會是很好用的方法。

在催眠時使用「自明之理」以及「是的套組」，都有引導注意力的作用。因此，當我與他人建立關係時，如果想要引導對方的注意力，就可以使用這兩個句型。

語法3：「假設前提」(Presupposition)

假設前提是一個稍微複雜的句型模式，透過假設前提的安排，我們可以把催眠暗示包裝成必然發生的事實。假設想要邀請對方坐下來談一談，可以這麼說：「我們有機會坐下來談一談嗎？」這是一個是非問句，對方的答案可以是肯定或是否定的，一旦對方回答了就定案了。所以可以換個方式，這麼說：「我很想知道什麼時候我們可以坐下來談一談？」這樣的說法把注意力移到談一談的時間，也就是已經假設「坐下來談一談」必然會發生，這就是一個假設前提的運用。「你希望晚餐前或是晚餐後談一談呢？」這個問句似乎提供了對方選擇的空間，但是不論做了什麼選擇都必然要坐下來談一談。

假設前提可以由一個開頭的句子，加上一個附加問句形成。開頭的句子可以是一個提問，主詞可以是「我」或是「你」。我很好奇、我很想知道、我不知道、也許你會想知道、或許你也很好奇、以及你很了解等等都可以做為開頭的句子。兩個句子之間要用以W開頭的介系詞做為連結，什

麼地方（where）、什麼時候（when）、如何（how）、多久（how long）、多快（how soon），以及多麼深入（how deep）等，後面就以催眠暗示完成一個「自明之理」。

　　前面的例子就可以造句為：「我很想知道我們可以在哪裡坐下來談談？」「我不知道我們可以坐下來談多久的時間？」「也許你會想知道我們可以多快坐下來談一談？」根據這個架構，我們可以變動前後子句，編寫出多變的句子。這些句子都要稍作調整，以符合平常說話的習慣，而比較順口地說出來。

　　「假設前提」運用在催眠引導時，具有改變強度的效果。在與他人建立關係時，如果我們想要加強某些效果，就可以使用假設前提的句型。

　　另外值得一提的是，我們可以增加強度，也可以減弱強度。在催眠或人際溝通中，通常會增強正面經驗的強度，減弱負面經驗的程度。而有一些很簡單的小技巧，也可以達到類似的效果。例如：對方說：「我覺得開心。」我們可以回應：「你真的很開心！」或是「你非常地開心！」這樣就可以放大對方的開心。如果對方說：「我很生氣！」我們可以回應：「你感到生氣。」或是：「你有生氣的感覺。」這樣對方的怒火就會稍微減少。如果用英文可以更容易了解，「I am very angry!」這個句子使用了be動詞，而be動詞意指這個人等於生氣。當我們將它轉換成「You feel angry.」對方感覺到生

氣,這樣生氣就只是他的一部分,而不是全部,可以將生氣的範圍縮小。

語法4:「隱含原因」(Implied Causative)

隱含原因有兩種形式,第一種是由兩個自明之理組合而成,第一個自明之理描述的是當下的現況,在前面加上「當」;而第二個自明之理是目標催眠暗示。如果以「坐下來談一談」做為暗示目標,我們可以這樣安排:「當我們經歷了這些事,我們可以坐下來談一談。」兩個不見得有相關性的事情放在一起,經由這樣句型結構的安排,第一件事情彷彿就是第二件事情的原因,第二件事情就變得這麼理所當然。

第二種形式是在第一個自明之理後面加上「讓」,英文就是「make」。第一個自明之理就要調整為一個名詞做為整個句子的主詞,以上面的句子為例,「我們經歷的這些事讓我們可以坐下來談一談。」同樣可以把第一件事當作第二件事的原因,那麼第二件事情就自然發生了。

隱含原因在催眠使用上,可以引發催眠對象的反應,或是探尋內在資源。在與他人建立和諧關係時,如果我們期待對方出現某些反應,就可以使用隱含原因。

語法5:「解離陳述」(Dissociation Statement)

　　解離陳述顧名思義就是要產生解離現象。解離陳述是間接催眠語言模式中最複雜的,最基本的架構包含兩個自明之理,而兩個自明之理的主詞是相對應的兩個名詞。催眠最常用的是「意識」對應「潛意識」,例如:你的意識可以聽我說話,而你的潛意識可以思考。前面一句回應了當下真實存在的一個事實,接下來的一句真是催眠引導的暗示。

　　一組解離陳述的後面可以再加上另一個以「因為」做為開頭的句子,例如:因為我們可以有許多不同的面向。而「因為」兩個字的使用,其實是有巧妙在其中的。哈佛社會心理學家艾倫・蘭格(Ellen Langer)曾做過一個實驗,證實我們在要求別人幫忙時,要是能給一個理由,成功的機率會更大。因為人類就是單純地喜歡做事有個理由。這個實驗是這樣進行的:

　　人們在圖書館排隊使用影印機,實驗者來到隊伍最前面,說:「不好意思,我有五頁要影印。因為趕時間,可以先讓我用影印機嗎?」提出要求並說明理由,就有94%的人答應,讓他排在自己前面。實驗者也試過只要求:「不好意思,我有五頁要影印。可以先讓我用影印機嗎?」在這個情況下,只有60%的人答應了他的請求。這證實了,給一個理由,成功的機率會變大。

兩次請求成功的關鍵似乎在於給了一個「趕時間」合理的理由。然而藍格又嘗試了第三個請求，以證明發揮作用的地方並不在這個合理的理由，而是開頭的那個「因為」。

蘭格的第三個請求，並沒有包含一個令人順從的真正原因，只用了「因為」。這次她這麼說：「不好意思，我有五頁要影印。我可以先用影印機嗎？因為我必須印些東西。」結果，差不多所有的人都同意了（93%）。雖然這個請求並沒有真正的原因，也沒有補充什麼新的資訊，能說明他們照著蘭格的話去做是合理的。

因此在解離陳述的兩個句子之後，再加上一個「因為」做為開頭的句子，會讓第二句的催眠暗示接受度大幅提升。因為給了一個理由，即便這個理由不怎麼有道理。

通常使用解離陳述的第一句，是為了呼應一個可能的阻抗，也就是正面承認阻抗的存在，而不去迴避他，接下來則是將注意力稍微做一些轉移。也就是將阻抗的力量承接下來，接著引導到一個較為中性的可能。如果一開始雙方的關係有一些緊張，就可以使用解離陳述的方式開啟對話，並且將注意力轉移到比較沒有那麼大張力的位置。不過因為解離陳述的句型較為複雜，剛開始使用可能沒有那麼熟悉，如果想要運用在有張力的對話，的確需要比較多的事前演練，否則可能適得其反。

如果想要建立良好關係的對方，心裡有許多跟自己不一

樣的想法，我們可以這樣跟他說話：「你心裡可以有許多不同的想法，而你的身體可以有不同的感覺，因為我們人可以有許多不同的可能性。」第一句話承認了對方心裡面的不同想法，而這個不同可能是跟我們的不同，當然也可能是他內在許多不同的想法，而我們不需要特別指出「你跟我有不同的想法」，承認了對方想法的自主性，但也不刻意強調雙方的對立。而第二句話提到的不同的感覺，當然可能是他個人內在不同的感覺，也可能是跟他自己想法不同的感覺，當然也可能是跟我們不同的感覺。這麼作可以將注意力轉移到相對不那麼緊繃的可能性。

3 —— 行為與環境，都是催眠語言

前面談到的都是口語溝通的部分，但是溝通有更大的部分是非口語的，也就是肢體語言的溝通。催眠是一個說服的過程，當催眠師對催眠對象提出「放鬆額頭的肌肉」的催眠暗示，這句話只有文字的部分，如果催眠師是以一個急促發抖的聲音說出來，必然是沒有什麼說服力的。催眠師想要讓催眠效果發揮得更好，當然要用穩定放鬆，可以安撫人的聲音說出放鬆的催眠暗示。

最重要的催眠語言就是正向的期待，催眠師要有自己能夠放鬆下來的信念，並且讓自己進入這個放鬆的狀態，接著相信催眠對象也能夠放鬆，就能更確定自己能夠帶領催眠對象放鬆下來。因此正向的期待不僅僅是一個信念，更重要的是讓這樣的訓練帶動催眠師整體的狀態，想法、情緒、生理反應、以及整個行為表現都會相信催眠是必然的結果。

必須自己先放鬆下來

我喜歡做催眠，其中一個原因就是，如果我想要成功地催眠對方放鬆下來，我就必須先讓自己放鬆下來，而這樣放鬆的狀態，對自己的身心健康都有極大的幫助。在2005年我參加心理治療演化大會，同一個會場上遇見當時各個心理學派的開山始祖，年紀都已經超過80歲。他們在台上依然精神奕奕，思緒清晰敏銳，輕鬆地示範臨床治療，示範過程他們都專注地投入治療過程。而我相信這樣的專注狀態，是他們長壽的重要因素，當時我就更相信從事心理治療是一件幸福而且能夠延年益壽的好工作。

那麼在我們與他人建立關係的時候，要如何運用我們的肢體語言？這跟催眠之前的準備是相同的，首先我們要先相信可以跟對方建立良好的關係，在這個信念之下我們會有什麼樣的心情、想法、身體感受、姿勢、表情以及肢體動作。相信我們的心情會是輕鬆愉快的，頭腦裡面想的會是「他是一個好相處，好講話的人」，身體自然會放鬆下來，表情是愉快的，肌肉是放鬆的，動作會是穩定優雅的。當我們帶著這個正向的狀態開始與對方互動，很自然地會直接影響到對方，帶動對方也跟著有正向的反應。或許對方是帶著敵意與我們見面，但俗語說：「伸手不打笑臉人」，對方也會先維持表面上的禮貌態度與我們互動，而在認知上認定對方是好相

處的人,我們就比較不會被對方帶有敵意的反應所困擾。

聲音語調與表情、姿勢動作的重要性

同樣一句話,如果用不同的語調速度,就可能表達出不同的意義。以下面這個句子為例:

「今天又是一個美好的星期天。」我們可以透過說話時語調的加強,表達至少五種不同的意義。

「**今天** 又是一個美好的星期天。」
「今天 **又是** 一個美好的星期天。」
「今天又是 **一個** 美好的星期天。」
「今天又是一個 **美好的** 星期天。」
「今天又是一個美好的 **星期天**。」

加強的方式可以是增加音量、放慢速度、改變說話的頻率、或改變說話的品質(細柔或是粗糙)都可以展現不同的意義。

在我們開口說話之前,對方就會看到我們的姿勢與表情,這個印象就可以直接影響對方對我們的觀感。如果我們想要與對方建立良好的關係,就要想一想我們喜歡看到什麼

樣表情的人。當然大部分的人喜歡看到笑臉迎人的人，所以保持微笑的表情，可以在大部分的人際關係中取得比較好的結果。

一次薩德博士的大師督導班課程中，薩德博士督導時問我：「這次你的治療目標是什麼？」我回答：「我想與案主建立更為良好緊密的連結。」薩德博士說這永遠是值得培養的能力。治療過程我並不是很確定怎麼做可以與案主建立好的連結，就只是盡力完成該次的治療。結束後感覺我和擔任案主的同學合作蠻愉快的，薩德博士問我做得怎麼樣？我回答還不錯，應該有達成目標。薩德博士接著問我：「你怎麼做到的？」我回答：「不知道。」薩德博士說：「整個治療過程，你一直保持笑臉，你就是這樣做到的。」有了這次的經驗，會刻意提醒自己與人對話時都要盡可能保持笑臉。

然而在某些特殊的情況下，一開始展現太愉悅的情緒，反而對於建立關係是有害的。那就是當對方明顯展現了負面情緒的表情，如果我們用愉悅的表情開始互動，雙方相反的情緒反而無法獲得共鳴。這時候可能要先用比較中性的表情與對方互動，而在互動的過程當中仔細觀察對方表情的變化，直至觀察到對方表情較為鬆動，再開始放鬆自己臉頰的肌肉，並且慢慢將自己的嘴角上揚。

人到、眼到，心也要到

另一個與人建立良好關係重要的關鍵是，我們能夠人到、眼到、心也到。我們都知道陪伴是與孩子建立良好關係的要素，但是有時候好像已經花了很多時間陪伴孩子，與孩子的關係仍然是有距離的。然而很多時候，父母親雖然與孩子在同一個空間，表面是是在陪伴孩子，而實際上卻在滑手機。這就只做到「人到」，身體是與孩子在同一個空間，但眼睛是放在手機上，心是被手機帶著四處遊走，孩子當然感受不到父母的陪伴。原理雖然很簡單，但執行起來並不是那麼容易，因為我們都長期進入被手機催眠的狀態，除非是有意識地將注意力從手機移開，否則即使人在，心依然不在陪伴孩子。

下面提供一個很有趣的體驗，這個體驗需要三個人一起演練。將三個人分派A、B、C三個角色，A是訊息發動者，B是訊息接收者，C是觀察與回饋者。依照順序進行以下三段體驗，所有體驗過程A與B都不說話，安靜地進行體驗。

第一段體驗：
- A看著B，心中想著自己的事情，例如：早餐吃什麼，等一下到市場買菜，晚上的連續劇；C當觀察員；全程不說話。

- A、B報告過程中的感受，C報告自己的觀察。

第二段體驗：
- A看著B，心中想著我現在看著你，正在感受我們兩個人一起的經驗，我的心和我的身體都和你在一起，這是很美好的經驗；C當觀察員；全程不說話。
- A、B報告過程中的感受，C報告自己的觀察。

第三段體驗：
- A看著B，自己選擇第一或第二段的練習。B觀察A正在進行第一或第二段的練習。
- A、B報告過程中的感受，C報告自己的觀察。
- B與C是否能感受出A究竟是做了第一段或是第二段的練習？

完成後，輪流互換角色。

這個體驗讓我們可以感受到內在的想法如何影響外在表情的變化。我們往往高估了自己隱藏情緒的能力，當我們經歷負面情緒時，雖然嘴巴不說，也盡量保持表情上的平靜，但看在我們面前的人眼裡，這些情緒會表露無遺。

因此，如果我們想要與對方建立良好的關係，就要將自己調整到平靜並且期待與對方互動的狀態。隨時提醒自己處在表裡一致的狀態，我們就不需要有任何隱瞞，以最真誠自在的樣貌與對方互動，這當然也是維護身心健康重要的原則。

讓自己眼中只有對方一個人

　　有一位艾瑞克森醫師的學生約翰，閱讀了艾瑞克森醫師相關的書籍，對於艾瑞克森醫師非常的景仰，期待有機會親自接受他的教導。但當時能夠預約參加在艾瑞克森醫師家裡舉辦的研討會時間是在三年之後，而當時艾瑞克森醫師的身體狀況非常不好，他很擔心預約時間還沒有到艾瑞克森就已經過世，沒有機會跟艾瑞克森學習。而他剛好認識了艾瑞克森醫師的女兒，並且告訴她可能會發生的遺憾，艾瑞克森的女兒承諾會幫他留意跟爸爸學習的機會。幾個月之後他突然收到通知，有人臨時退出艾瑞克森的研討會，詢問他是否願意替補參加？他立即答應，依照時間前往鳳凰城學習。

　　研討會第一天依照慣例，艾瑞克森醫師要求每一位第一次參加的同學都要填寫詳細的個人資料表。當艾瑞克森醫師坐著輪椅收取約翰填寫的表格，仔細閱讀了表格內容，抬頭看著約翰說：「如果今天你體驗到脊椎僵直的催眠，那不是很有趣嗎？」約翰聽了以後，心裡想：「脊椎僵直？這多麼無聊啊！如果你要我展現手臂漂浮的催眠現象，我一定可以辦得到。」但是因為第一次見面，約翰並不敢直接跟艾瑞克森醫師說。

　　進入艾瑞克森醫師的辦公室，約翰並沒有立即投入課程的對話，而是觀察艾瑞克森醫師與其他同學的互動。或許是

因為艾瑞克森說話的習慣，約翰不知不覺閉上眼睛，聽著老師跟同學的對話。過了一段時間，約翰突然想到：「歷經千辛萬苦，我是要來『看』艾瑞克森，而不是『聽』他說話。」於是他睜開眼睛繼續看著老師跟同學的對話，過了一段時間他又發現，他只能夠轉動他的眼球看著老師跟同學的對話，無法轉動他的脖子。約翰警覺：「我的脊椎僵直了！」艾瑞克森這個時候轉頭看著他說：「你喜歡嗎？」約翰心裡大叫：「太震撼了！」艾瑞克森又轉頭繼續跟其他同學對話，留下約翰自己品味這次脊椎僵直的催眠。

約翰說：「當艾瑞克森看著你，他的世界只有你一個人；當艾瑞克森的視線離開你，你就完全離開他的世界，可以全然自由地做自己。」

我有一位每個月回診的病患，她說這段時間小學三年級的女兒常常要黏著她，要求她抱抱，讓她感到非常疲憊，因為她還有另外一個三歲的小女兒需要照顧。她可以感受得到三年級的女兒渴求她的關愛，並且抱怨說討厭妹妹，因為妹妹出生之前自己可以得到爸爸媽媽全部的關愛，妹妹出生之後媽媽就把注意力放在妹妹身上，感覺被冷落了。當媽媽的確實花了比較多的時間精神在妹妹身上，同時也對於冷落了姊姊感到愧疚，所以當姊姊要求抱抱的時候，都會盡量滿足。但是每次的時間拉得愈來愈長，間隔愈來愈短，讓她無法全心照顧妹妹，因此感到心力交瘁。

聽完這位媽媽的抱怨,我分享了約翰與艾瑞克森醫師的故事。聽完之後這位媽媽說:「真的耶!姊姊總是抱怨我抱她的時候不專心,注意力還是在妹妹身上。難怪她會覺得不滿足。」

一個月之後的回診,這位媽媽告訴我,當她抱著姊姊的時候,會全心全意地抱著她,暫時將妹妹放下。這麼做之後,每次抱姊姊的時間只要短短的一兩分鐘,姊姊就可以開心地做自己的事情,偶爾也會貼心地跟媽媽說:「你可以去照顧妹妹了!」這位媽媽很開心地找到可以簡單輕鬆滿足兩個女兒的方法。

環境舒適安靜,是良好溝通的基礎

催眠是改變狀態很好的工具,如果做到了的確可以不受到外在環境的影響。艾瑞克森醫師的住家目前整理成紀念他的博物館,裡面的擺設大部分都是當時他居住時候的樣貌。被當作艾瑞克森研討會上課地點的辦公室,裡面有一張綠色的椅子,那是接受艾瑞克森催眠示範對象專屬的椅子。艾瑞克森醫師在那張綠色椅子示範了許多神奇的催眠引導,學習艾瑞克森催眠的同學們尊稱它「綠色椅子」(Green Chair)。不過綠色椅子坐墊彈簧有一邊是壞的,因此坐在上面並不是很舒服,但是坐在椅子上的同學仍然能夠體驗許多神奇的催眠

現象。艾瑞克森醫師之所以不換一張坐得更為舒服的椅子，是希望同學們可以體驗不需要舒服環境也能夠調整自己的狀態，更能夠將與艾瑞克森學習的經驗運用在日常生活中。

然而我們不見得有如同艾瑞克森醫師一般的溝通能力，而我們想要建立良好關係的對象，或許一開始並沒有準備好要與我們進一步的溝通。因此營造一個良好的互動環境，對於能夠成功建立良好關係是非常重要的。如果想要與對方建立良好的關係，我們就要認真規劃整個溝通互動的過程，而安排一個舒適安靜的環境是良好溝通的基礎。

在一次家族治療師訓練工作坊，同學們用角色扮演的方式，模擬一個有婆媳衝突的家庭。經過反覆的演練以及討論之後，接下來重要的步驟是兒子需要與自己的媽媽仔細地溝通。老師詢問扮演兒子角色的同學：「你要如何跟媽媽溝通？」兒子就走到扮演媽媽角色同學的面前，準備開始跟媽媽說話。老師接著打斷扮演兒子的同學：「你想要這樣開始跟媽媽說話？你覺得媽媽準備好了嗎？」

兒子：「應該沒有。」

老師：「你覺得怎麼做比較好？」

兒子：「難道要先跟媽媽預約嗎？」

老師：「那當然，而且要先客氣地跟媽媽說明為什麼要跟她談話，確定地點，並且詢問媽媽那個時間是否有空，願不願意跟你進行這樣的談話。」

學習催眠以及心理治療，我有機會看到不同老師的示範，常常會對老師細緻的技巧以及治療成效感到佩服。但是當自己模擬時運用了跟老師一樣的方法，卻得不到相同的效果，而感到挫敗。我自己檢討時會發現，老師並不會急著使用任何催眠或心理治療的技巧，而是先將自己投入與案主互動的情境，再帶領案主一起進入。而這個準備的功夫，會讓案主逐漸地進入可以與老師進行有意義對話的狀態。為互動過程準備舒適安靜的環境，會讓溝通變得輕鬆容易。

結語 善用催眠造福人們

催眠是非常強大的溝通工具,能夠將訊息傳遞到對方的潛意識。《沙漠中的巫師》(Wizard of the Desert)是關於艾瑞克森醫師的紀錄片,片中探討了艾瑞克森對世界帶來的影響,他透過催眠的溝通力為人們帶來幸福。歷史上另外一個語言有強大渲染能力的人就是希特勒,他運用了相同的能力煽動了德國人民,發動對世界的侵犯,帶來了大災難。

我以一個想要提升心理治療效率的精神科醫師為出發點,開始學習催眠,期許自己跟艾瑞克森醫師一樣能夠善用催眠造福人們。我的老師薩德博士提醒我們,催眠是一種醫療的工具,不能輕易地傳授給一般民眾。在這個章節我為你解析了簡易的催眠技巧,如果你只想要對方完全聽從你的意思,控制對方,那麼再厲害的催眠技巧也無法獲得有效的結果。就像本章引言中我說的:「首先,你要先催眠自己:『孩子是聽話的。』」

當你能夠帶著正向的期待與身邊的人接觸，不論是否能夠跟對方建立良好的關係，相信你已經讓自己一直保持在平靜愉悅的狀態，必然能夠從中獲益。如果你能夠以這樣喜悅的狀態，持續堅定地與身邊的人建立關係，對方必然也會受到你的感染，感受到相同的喜悅。希望你能夠運用這些技巧，跟身邊的人建立和諧的關係，為世界帶來平靜與喜悅。

附錄 ─────── **關於米爾頓・艾瑞克森**

　　或許你有注意到我常常提到艾瑞克森催眠，同時我的頭銜是艾瑞克森催眠治療協會榮譽理事長。艾瑞克森催眠，除了有別於傳統催眠的一些催眠引導手法，更重要的是對於人的態度，以這樣的基礎引發出來的治療模式，可以開創治療師新的視野。而這些態度與精神對一般民眾也可以有相當的啟發，所以特別用一些篇幅為你介紹什麼是艾瑞克森催眠，這本書才算完整。

　　艾瑞克森催眠源自現代醫學催眠之父米爾頓・艾瑞克森醫師，1900年在內華達州出生，他家依山而建，有一面牆是山壁。他的父親為了家庭生計，舉家坐著馬車來到威斯康辛州。艾瑞克森有許多先天的缺陷，包括：閱讀障礙、音樂障礙，其中最著名的就是紅綠色盲。縱使有這麼多先天的缺陷，艾瑞克森從小就充滿好奇，用樂觀的態度面對世界。這些缺陷不僅沒有限制他，甚至他還能夠善加運用，成為自己的優勢或特色。

閱讀障礙不是人生成就的阻礙

　　艾瑞克森在四歲之前都無法開口說話，小他兩歲的妹妹都已經開始嘰哩呱啦說個不停，家人對於四歲大的男孩竟然不會開口說話一次頗為苦惱，而他的母親卻氣定神閒地說：

「等時候到了,他自然會開始說話。」艾瑞克森學習英文字母也遇到了困難,他一直無法分辨英文字母,直到他的祖母跟他說:「A就像屋簷的樣子。」才讓他開竅。接著他想到M就像一匹馬低頭在吃草,3就像這匹馬抬起兩隻前腳,他用自己的方法認識了英文字母。艾瑞克森的學習過程依然並不是那麼順利,但是他非常的好學,在家常常抱著字典翻看,所以他在家裡面有一個綽號叫做「字典」。在他高中的時候,突然興奮地拿著字典跟同學說:「你們有發現字典是按照英文字母的順序編排的嗎?」

多年之後,他在蒙大拿州進行演講期間,一位醫師邀請他到家中作客。當晚主人拿出一個非常獨特的螺旋狀物體問他:「你知道這是什麼嗎?」

他回答:「當然知道,它是獨角鯨的牙齒。」主人非常驚訝:「你是第一個一眼就認出來的人,你怎麼會知道它就是獨角鯨的牙齒呢?」

艾瑞克森緩緩回答:「當我大約五、六歲大時,曾經在一本未經刪減的字典中看過它的圖片。」

透過音樂障礙,領悟與人呼吸同步的效果

艾瑞克森無法欣賞音樂,所有的旋律在他聽來就像用指甲刮著黑板,令他非常不舒服。小時候他在鎮上閒逛,聽到公園裡面有他令不舒服的旋律。他並沒有退縮,反而非常好

奇地走近公園查看，他看到一個合唱團在唱歌。令他不解的是，這些人怎麼能夠忍受這麼難聽的聲音，而且每個人都非常愉快，於是他留下來想要探究個所以然。經過一段時間的觀察，他得到一個結論：「當所有人同步呼吸時，大家都會很開心。」

他把這個結論拿到上課教室做實驗。上課的時候他會面帶微笑專注地看著老師，當老師說話的時候他就吐氣。他發現過了一段時間所有的老師上課的時候只會看著他，不會看其他的小朋友。而這是與人建立信賴關係很棒的方法，透過對方說話的時候吐氣，我們與對方的呼吸同步，就容易產生信賴感。做催眠的時候，我們也會習慣在催眠對象吐氣的時候說話，來建立良好的關係。

將紅綠色盲的先天限制轉變為代表色

艾瑞克森先天的紅綠色盲，他眼中的世界幾乎是黑白的，唯一可以稍微對他視覺有刺激的只有紫色。為了維持視覺上的刺激，他與家人在他的生活空間盡量布置大量紫色物品，包括他身上穿的衣服、領帶、以及飾品都是鮮豔的紫色。

艾瑞克森基金會（The Milton Erickson Foundation）標識的顏色就是白底紫色圖案，紫色成為艾瑞克森催眠的代表色。

讓小兒麻痺症成為觀察人類行為的最佳導師

艾瑞克森以樂觀的態度面對許多先天的缺陷。在他17歲的時候罹患小兒麻痺,那是一次極為嚴重的感染,他全身癱瘓,除了能夠轉動眼睛之外不能做其他的事,而且一度被認為無法存活下來。

當時家人為他聘用了三位小兒科專科醫師到家裡診治,三位醫師看完之後告訴艾瑞克森的媽媽:「你要有心理準備,這個孩子很可能撐不過今天晚上,將看不到明天早上的太陽。」艾瑞克森躺在床上無法說話,但頭腦非常清楚,當他聽到醫師跟媽媽這麼說,他感到非常憤怒:「醫師怎麼可以對一位媽媽說出這麼殘忍的事,我要證明他們是錯誤的,我一定要看到明天早上的太陽。」

當媽媽送走三位醫師,憂心忡忡地看著病床上的米爾頓,卻看到米爾頓眼皮眨動著、眼睛不停轉動,不知道這個孩子怎麼了?原來病床上的艾瑞克森觀察了他身處的房間有一扇窗戶,但他躺的位置無法看到窗外的景色,房間內梳妝台有一面鏡子,他就用眼睛指揮媽媽移動梳妝台,直到他躺在床上可以透過鏡子看到窗外的景色,才安心地睡著。然而他的確如同醫師們預言的「看不到第二天早上的太陽」,因為他昏睡了三天三夜。

在他奇蹟似地存活下來之後,在母親和居家護士的協助下,艾瑞克森自己發展出一套方法,運用精神專注力產生細

微的肌肉動作,並且反覆練習,慢慢地重新學習走路、騎腳踏車,最後恢復幾乎完全正常的行動能力。

發病初期他對於肌肉的掌控能力有限,而有一些經驗讓他體驗到人的思考如何影響肌肉的些微變化。為了讓他能夠看到外面的風景,家人會將他抱到搖椅上,並且將身體固定在搖椅上。某一次家人把搖椅轉了90度,以致於他無法看到外面的風景。而艾瑞克森心裡想著要看到外面的風景,閉上眼睛用身體擺動搖椅,過了一段時間睜開眼睛時,發現搖椅已經轉了90度,他用自己的力量轉動了搖椅。為了抬起他的手臂,艾瑞克森會想像小時候伸手摘樹上蘋果的經驗,透過模擬這樣的經驗,他開始可以感受到手臂肌肉纖維的抽動,終於能夠抬起手臂。

艾瑞克森透過觀察剛在學習走路的小妹妹,如何運用手臂、軀幹以及大腿肌肉的力量,將自己的身體撐起來,如何抬腿移動身體重心而走路前進。再根據他觀察的結果,有意識地使用自己身體不同部位肌肉的力量,重新學習站立以及走路,最後可以由潛意識接管走路的動作。

因此艾瑞克森說他有兩次學習走路的經驗,第一次是嬰兒時期依照本性自然學會了,第二次則需要運用大腦有意識地控制學習。第二次學習走路的經驗,讓他對大腦如何控制身體有著與一般人不同的理解,也在不知不覺之中奠定了往後研究催眠的基礎。

而在這一段復健的期間，艾瑞克森有更多的時間觀察家中兄弟姐妹的互動關係，他發現很多時候一個人說的和他心裡想的並不完全相同，例如當他觀察到他的一個妹妹說要把手上的蘋果送給更小的妹妹，但是那蘋果的那隻手卻將蘋果往回抓得更緊，他便知道他的妹妹並不想把蘋果送給別人。這樣的觀察力在後來的人生當中發揮相當大影響，艾瑞克森往往可以在初次見面就知道一個人的問題所在，甚至於那個人都還不知道自己的問題在哪裡，並且提供適當的協助。

經歷超過一年辛苦的復健，艾瑞克森逐漸恢復身體的力量，可以回到學校上課。在威斯康辛大學就讀時，耶魯大學研究催眠的心理學教授克拉克・赫爾（Clark Hull），到學校演講，並且做了催眠示範。台下的艾瑞克森聽完演講，他說他就是用這樣的方法讓自己從小兒麻痺康復，並且宣稱他也有辦法做出赫爾教授做的，並且可以做得比他更好。這個經驗讓艾瑞克森積極投入催眠的研究，從理論出發，進而運用在臨床工作，開啟了艾瑞克森催眠史詩般的旅程。

小兒麻痺症反覆的發作，也讓艾瑞克森的身體愈來愈虛弱，一生當中嚴重的疼痛一直都困擾著他，在生命的最後十年他必須完全坐在輪椅上，但即使這樣，他仍然熱心從事治療和教學的活動，隨時隨地都抱持著對生命的熱愛，他常常說小兒麻痺症是他遇過關於人類行為的最佳導師。

踏上心理治療之路

艾瑞克森在威斯康辛大學獲得兩個學位,一個是醫學博士(醫師 Medical Doctor,M.D.),另一個是心理學碩士。

心理治療之父佛洛依德以催眠開始他的心理治療之路,之後揚棄了催眠,創立精神分析,而成為影響世界超過一個世紀的思潮。精神分析的重心放在探究過去生活事件,如何為人帶來影響,將許多陰影埋藏在潛意識,並且持續影響人們的生命,認為潛意識裡藏有負面的能量。

對於心理治療,艾瑞克森是一位實用主義者,他著迷於人類的韌性和無限的潛能,他探索如何能改變,而不是一個試圖去描繪人為什麼是他們當前面貌的理論家。艾瑞克森將治療的重心從過去轉移到現在以及未來,如何從現在開始改變甚至重寫生命。他相信潛意識裡充滿了生命力,是人類與生俱來的本能,治療師的任務只是協助案主找回這項本能,案主就可以自己找到復原之路。

他百分之百信任潛意識,這裡的潛意識指的是案主的、治療師的、以及案主與治療師互動時共同營造出來的潛意識。艾瑞克森更相信每個人都是自己生命的專家,沒有人比自己更了解自己的問題以及解決方法。艾瑞克森醫師對於病患、家屬或是學生都會全然關懷與尊重,是十足人本主義的實踐者。

接受現況，才能轉敗為勝

畢業後在精神病院工作，醫院裡收治的是慢性精神病患，當時沒有理想的抗精神病藥可以治療病人。艾瑞克森醫師運用從催眠研究獲得的想法協助病患，有許多超乎想像的治療效果。

在病房中有許多病患聲稱自己是耶穌，艾瑞克森很小心地接近一位耶穌，客氣地詢問他：「先生，聽說你是一位木匠。」「是的，孩子，我的確是一名木匠，有什麼我可以為你效勞的嗎？」「是的，我們醫院最近有新的工程進行，不知道是否可以借助你的長才？」「當然好，我的孩子！」這位病患就開始協助醫院的工程，由於他的確是一位優秀的木匠，之後他能夠藉由自己的能力賺取薪水。艾瑞克森協助病患的時候，並不一定直接改變病患的症狀，而是先接受病患的現況，並且以此為基準點，設想如何將病患的能力發揮到最大。

另一個類似的例子。有一個年輕的女性想要自殺，她認為自己太醜了找不到男人來愛她，她認為她的問題可能是她的門牙中間有一個縫隙。艾瑞克森鼓勵她每天洗澡的時候做以下的練習：嘴裡含著水，將水從門牙縫隙噴出，直到她可以噴到六呎以外的距離。她有一次提到，有一位男同事在她每次喝水的時候都會出現在飲水機旁。艾瑞克森告訴她，在六呎遠的距離從門牙縫隙對那個男同事噴水，然後跑開。她真的這麼做了，那個男同事追著她跑，並且用手抱了她一下

子。第二天，他帶了一枝水槍躲在飲水機旁邊，在她出現時向她噴水。接著他約她吃晚餐，不久他們就結婚了，自殺的議題就沒有再出現了。他們生了六個孩子，每個孩子門牙中間都有一個縫隙。

不斷精進，成為更好的艾瑞克森

　　轉敗為勝是艾瑞克森學派心理治療一個很有趣的原則，艾瑞克森本人就是這個態度的範例。許多他發展出來的催眠治療技巧，都是他克服自身疾病和障礙的結果。他得過小兒麻痺症、四歲以後才會說話、色盲、患有心律不整、同時患有閱讀困難，他從經驗當中學到，疾病和障礙可以是療癒潛能的重要資源。從所謂的弱勢當中尋找力量和資源的這個原則，而可以在許多艾瑞克森的案例看到。

　　如果以一個詞代表艾瑞克森催眠的精髓，那就是「善用」（Utilization），也可以說是順勢而為。我們習慣對於事情有一個固定框架的期待，一旦事情的發展不如預期，我們第一個反應就是將事情改變成為自己所期待的樣貌。這麼做往往造成對抗，不見得能夠得到我們想要的結果，而這樣對抗的過程反而耗損了許多的能量與精神。如果我們可以學習採取善用的態度面對生命，不論是個人身心健康的照護，與他人的相處，或是工作生活的發展不如我們原先的預期時，我們比較有機會可以靜下心來，先接受現況，進一步思考能夠如

何善用當下的情境，甚至可以開創出新的一番風景。

艾瑞克森醫師除了臨床催眠治療的成就，他一輩子都以樂觀積極的態度面對生命。有許多學生為了跟他學習催眠治療，但見面後看見他虛弱地坐在輪椅上，隨時感受到身體的疼痛，但仍然微笑地面對每一個人，發現如果只跟他學習催眠就太可惜了，於是願意花更多的時間跟他學習如何面對生命。艾瑞克森也隨時學習，嘗試不同的方式來提升自己的溝通能力，不斷地精進成為更好的艾瑞克森。幾乎所有艾瑞克森醫師的學生都有一個相同的期許：「成為最好的自己。」而這是一輩子都不可能達成的目標，只要我們還活著就都有機會讓自己變得更好。

國家圖書館出版品預行編目（CIP）資料

5分鐘催眠自療力：精神科醫師教你聚焦知覺、喚醒能量,顯化生命願望/蔡東杰作.--第一版.--臺北市：天下生活出版股份有限公司, 2024.09

232面; 14.8×21公分.--（心時代; 8）

ISBN 978-626-7299-67-8(平裝)

1.CST: 催眠療法 2.CST: 催眠術

418.984　　　　　　　　　　　　113013636

心時代 008

5 分鐘催眠自療力
精神科醫師教你聚焦知覺、喚醒能量，顯化生命願望

作　　者／蔡東杰
封面暨版型設計／江孟達
責任編輯／沈維君（特約）
行銷企畫／陳美萍

天下雜誌群創辦人／殷允芃
康健雜誌董事長／吳迎春
康健雜誌執行長／蕭富元
康健雜誌出版編輯總監／王慧雲
出版者／天下生活出版股份有限公司
地址／台北市 104 南京東路二段 139 號 11 樓
讀者服務／ (02)2662-0332　　傳真／ (02)2662-6048
劃撥帳號／ 19239621 天下生活出版股份有限公司
法律顧問／台英國際商務法律事務所‧羅明通律師
內文排版／立全電腦印刷排版有限公司
總經銷／大和圖書有限公司　電話／ (02)8990-2588
出版日期／ 2024 年 9 月第一版第一次印行
　　　　　 2024 年 12 月第一版第二次印行
定價／ 450 元

書　　號／ BHHM0008P
ＩＳＢＮ／ 978-626-7299-67-8（平裝）

直營門市書香花園　地址 / 台北市建國北路二段 6 巷 11 號　電話 /(02)2506-1635
天下網路書店 shop.cwbook.com.tw
康健雜誌網站 www.commonhealth.com.tw
康健出版臉書 www.facebook.com/chbooks.tw

本書如有缺頁、破損、裝訂錯誤，請寄回本公司調換